내 몸이
예전 같지
않을 때
읽는 책

서울대 체대, 의대 교수가 말하는
최강의 컨디션 회복법

내 몸이 예전 같지 않을 때 읽는 책

김유겸 · 최승홍 지음

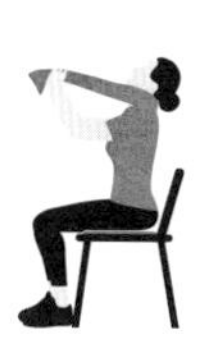
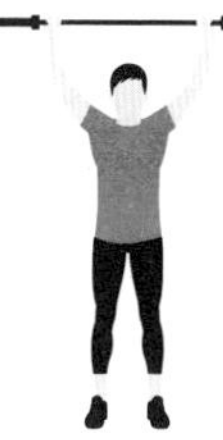
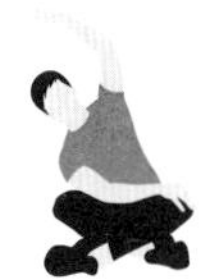
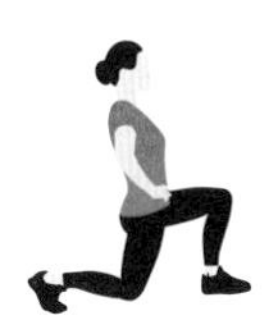

위즈덤하우스

들어가며

예전 같지 않은 몸, 하루 10분이면 달라질 수 있다!

아침에 일어났더니 잠을 잘못 잤는지 목 뒤가 뭉친 것 같고 뻐근하다. 움직이지 못할 정도 통증은 아니지만 찌뿌둥하고 목뼈 신경을 뭔가가 누르는 것 같은 느낌이다. 오늘따라 와이셔츠와 정장은 왜 이렇게 거추장스러운지. 목을 수시로 돌려도 보고 스트레칭도 좀 해보지만 별 소용없다. 하던 일을 멈추고 손으로 한참을 주무르니 조금 시원한 것 같기도 한데 그때뿐이다. 덕분에 온종일 일에 집중하기도 어렵고 기분도 계속 찜찜하다. 병원에 갈 일도 아니지만, 간다고 좋아질 것 같지도 않다. 어디 마사지 잘하는 곳이나 사우나라도 가서 푹 늘어져 있고 싶은 생각이 간절하지만 코로나 걱정도 되고, 돈도 아깝고, 그럴 시간은 더더욱 없다. 만사가 다 귀찮다. 며칠 지나니 좀 좋아지는 것 같았다. 근데 내가 잠버릇이 이상한 건가? 잠을 잘못 잔 건지 오늘 아침 목 뒤가 또 뻑뻑하다. 말로 표현하기 어려운 이 느낌.

어디 목뿐인가? 허리도 살짝 쑤신다. 무릎이 좋지 않아 계단 하나 오르기 쉽지 않다. 양반다리를 하고 때로는 몇 시간씩 앉아 있어야 하는 회식은 도대체 누구를 위해 하는 걸까? 무릎이랑 허리가 끊어지는 것 같다. 피가 위로는 안 가고 아래로만 쏠리는지 이놈의 종아리는 항상 뭉쳐 있다.

물론 아픔은 삶의 진리라는 깨달음을 얻은 사람, 아픈지도 모를 정도로 사는 게 바쁜 사람도 있다. 그게 아니면 그냥 포기하고 꾸역꾸역 버티며 사는 사람이다. 달리 어쩔 도리가 없으니까. "나이 들면 다 그렇지", "참고 사는 거지." 그런데 나이가 들어도 찌뿌둥하고 뻐근한 곳 없이 상쾌하게 살 방법이 정말 그렇게 없는 걸까?

병원에 가서 치료받는 것이 좋지 않을까? 대부분의 사람은 의사에게 치료받는 것이 제일 좋은 방법이라 생각한다. 특히 명의에게 치료받아야 한다고 말이다. 지당하신 말씀이다. 그런데 결과는 어땠는가? 병원에 가서 해결됐는가? 일단, 어떤 사람이 명의인지 알기도 찾기도 어렵다. 더 큰 문제는 간신히 발견한 명의에게 진료받는 것이 몸이 불편한 채로 사는 것보다 더 고통스러울 때가 많다는 점이다. 우선 예약을 하고 기다려야 하는 시간이 너무 길고, 병원에 가서도 오랫동안 대기해야 한다.

비용도 만만치 않다. 게다가 수술을 한다고 해서 완벽하게 병이 낫는 것도 아니다. 생활 습관과 관련이 있어 수술 후 관리를 제대로 해주지 않으면 다시 원래 상태로 돌아간다고 의사는 말한다. 어떤 의사는 사고 당한 사람을 일상생활에 복귀할 수 있도록 도와주는 것이 의학의 목적이라고 친절하게 설명한다. 그러니 겨우 불편한 통증을 줄이는 것은 의사의 핵심 임무가 아니라는 이야기다.

그렇게 많은 시간과 비용을 투자하면서 치료를 받았다. 효과를 좀 봤는가? "병원 꾸준히 다녔더니 많이 좋아졌어"라고 말하는 사람을 주변에서 본 적이 있는가?

이번엔 마사지다. 마사지를 잘못 받으면 차도가 없는 정도가 아니라 근육이 더 뭉친다. 기술이 좋은 마사지사에게 마사지를 받으면 뻐근하고 찌뿌둥하던 곳이 많이 풀린 것도 같다. 그러나 한 번 마사지 받았다고 달라질 목, 등, 허리가 아니다. 설령 마사지 장인을 만나 좀 좋아진 것 같다가도 잠시뿐이다. 그렇다고 마사지를 매일 받을 순 없는 일 아닌가?

병원도 마사지도 별로라면 운동은 어떨까? 운동이 건강에 좋다는 건 모두가 다 아는 상식이다. 그런데 운동으로 통증을 줄일 수 있다는 이야기는 뭔가 좀 이상한 것 같다. 운동을 하면 힘들고 근육도 뭉치고 다치는 것이 떠오르니까. 아파서 병원에 가면 의사가 제일 먼저 하는 말이 "운동하지 마세요"다. 스포츠의학이나 운동처방도 주로 운동으로 입은 부상 치료에 초점을 맞추고 있다.

다 맞는 이야기다. 지금까지 운동은 그랬다. 운동 목적이 달랐기 때문이다. 오로지 이기기 위해, 순발력과 힘을 키우기 위해, 살을 빼기 위해 운동한다면 고통과 부상이 따르게 마련이다. 같은 운동도 목적에 따라 결과는 달라진다.

목적과 이유를 달리하면 운동은 찌뿌둥함과 통증에서 벗어나기 위해 할 수 있는 최고의 선택이다. 운동은 병원 치료처럼 복잡하고 불쾌한 과정을 거치지 않으며 비교할 수 없을 만큼 저렴하다. 시간도 훨씬 덜 걸린다. 게다가 단순 치료처럼 나쁜 상태를 없애주는 것에서 그치는 게 아니라 최상의 몸 상태를 만들어준다. 마사지처럼 잠깐 좋아지는 것이 아니라 몸이 근본적으로 달라지는 것이니 효과도 오래 간다. 운동이 통증을 줄여주고 몸을 풀어주는 효과가 진짜로 있는지 믿을 수 없다고? 운동하는 게 얼마나 힘들고 시간도 많이 드는데 무슨 소리냐고?

그런 의문이 생기는 것도 당연하다. 이제껏 통증을 줄이고자 운동한 것도 아닌 데다 그러려고 운동하는 사람을 본 적도 없을 테니까. 우선 운동이 어떻게 통증을 줄여주고 뭉친 곳을 풀어주는지 그 과정부터 알아야 한다.

내 몸의 통증에 효과가 있는 운동은 따로 있다. 더구나 그 운동은 짧은 시간에 어디서나 할 수 있다. 무엇보다 이런 정보와 제안을 전문가가 해준다면 더욱 믿고 따라 할 수 있다. 원하는 운동을 제대로 하려면 의학과 운동에 대한 지식이 모두가 필요하다. 문제는 이 둘을 모두 정통한 전문가는 없다는 것이다. 시중에 나와 있는 책들을 한번 살펴보라. 의대 교수가 혼자 썼거나, 스포츠 강사가 자신의 경험을 바탕으로 한 내용이 전부다.

이 책은 체대 교수와 의대 교수가 함께 썼다. 책에서 말하는 최상의 컨디션 만드는 방법은 실제로 운동을 좀 해본 저자들의 경험과 사례, 의학적 지식, 운동 원리를 바탕으로 한다. 그러니 믿을 만하다.

당신의 몸은 나이가 들어서 예전 같지 않은 것이 아니다. 지금 무엇을 하나에 따라 컨디션은 당장 내일부터 달라질 수 있다.

세상에는 딱 두 종류의 사람이 있다. 운동요법을 해본 사람과 안 해본 사람. 효과는 오직 경험한 사람만 알 수 있다. 하루 10분으로 당장 내일의 컨디션이 달라질 수 있다. 당장 시작해보자.

- 김유겸

자가진단 테스트

지금 내 몸 상태를 알아보자!

- ☐ 쉽게 잠들지 않고, 자는 도중에 종종 깬다.
- ☐ 허리 통증을 자주 느낀다.
- ☐ 우울감이나 불안감을 종종 느낀다.
- ☐ 하루 중 많은 시간에 피로감을 느낀다.
- ☐ 배가 더부룩한 느낌이 용변 후에도 지속된다.
- ☐ 체중은 늘고 자꾸 무언가 먹고 싶은 충동이 든다.
- ☐ 기억력이 떨어진다.
- ☐ 무기력함을 자주 느낀다.
- ☐ 마사지를 받아도 개운한 기분이 들지 않거나, 오래가지 않는다.
- ☐ 계단은 오르거나 내려갈 때, 무릎이나 발목에 부담을 느낀다.
- ☐ 어깨나 목이 자주 결리거나 뭉친다.
- ☐ 아침에 일어났을 때, 상쾌한 기분이 느끼는 경우가 적다.
- ☐ 감기에 걸리는 빈도가 점점 늘어난다.
- ☐ 조금만 빨리 걸어도 숨이 찬다.
- ☐ 몸의 유연성이 점점 떨어짐을 느낀다.

0~3개 꾸준한 운동을 통해 지금 이 상태를 유지하세요.

4~9개 운동 부족 증상이 있습니다. 몸을 돌볼 필요가 있어요.

10~15개 심각한 운동 부족입니다. 현재 몸 상태에 맞는 운동을 당장 시작해야 합니다.

차례

: 3장 몸의 시간을 되돌리기 위한 운동 전 알아야 할 8가지 원칙

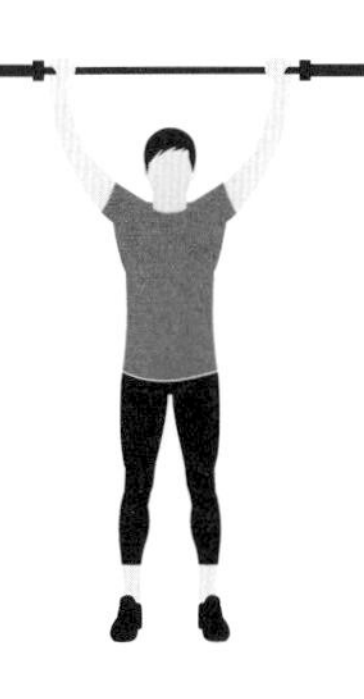

차례

2부 몸의 시간을 되돌리는 하루 10분 운동 요법

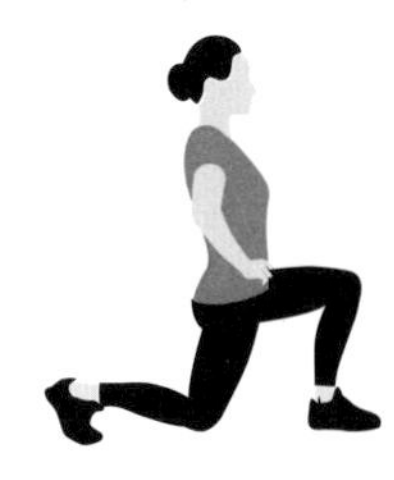

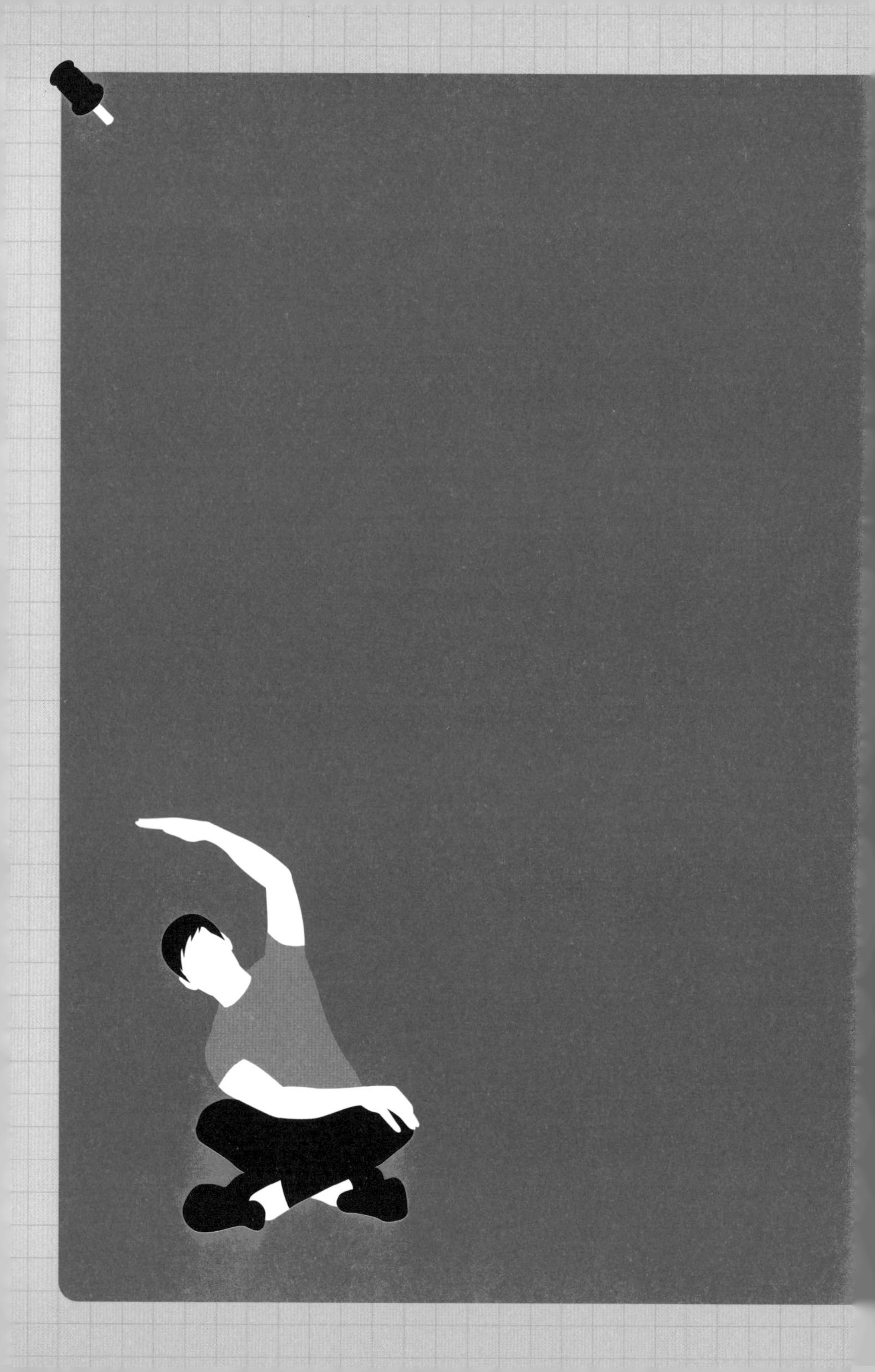

몸을 예전 상태로 돌리기 위한 준비

"스스로 건강하다고 생각하시나요?"

누군가 이렇게 물어보면 우리 대부분은 "그렇다"라고 답한다. 최소한 병은 없으니 건강이 나쁘진 않다고 생각하기 때문이다. 그렇다면 이 질문은 어떤가?

"몸에 쌓인 피로나 통증 없이 개운하고 상쾌하신가요?"

자기 몸이 언제 그런 적이 있었는지 기억조차 나지 않는 사람이 대부분일 것이다. 요즘 현대인들에게 그건 불가능한 일로 느껴질지도 모른다. 이렇듯 질문이 조금 달라졌을 뿐인데 대답은 180도로 달라지다니 참으로 이상한 일이다. 우리 모두 예전보다 장수하며 죽을병에 걸릴 확률은 점점 떨어지는 시대에 살고 있다. 하지만 현실을 직시해야 한다.

"우리 몸은 건강하지 못하다."

예전보다 쉽게 죽지 않고 더 오래 살 뿐, '건강하게' 사는 사람은 드물다. 본인은 그렇지 않다고 자신 있게 말할 수 있는 사람을 주변에서 찾기란 쉽지 않다. 건강해지고 싶지 않은 사람은 없을 테니 당연한 물음이 따라오게 마련이다.

"어떻게 피로나 통증이 없는 상쾌한 몸을 만들 수 있을까요?"

답이 뭔지 알고 싶지 않은가? 상쾌한 컨디션으로 하루를 시작하고 싶지 않은가? 이 장에서 그 물음에 대한 해답을 들려주고자 한다. 먼저, 큰 질병 없이 건강한 현대인이 어쩌다 늘 피곤을 달고 살며 아프게 되었는지, 그리고 왜 그 통증이 이제껏 치료되지 못했는지 그 이유를 살펴볼 필요가 있다.

나아가 통증을 치료하고 건강해지는 방법 중에서도 운동이 왜 중요한지, 운동 요법이 다른 치료법들에 비해 얼마나 효과적이고 삶을 크게 변화시키는지 설명해보려 한다.

100세 시대, 그 어느 때보다 오래 살지만 그 어느 때보다 아프다

: 작은 통증이 컨디션을 망친다

나이가 마흔을 넘기면서 허리에 뻐근함을 느끼는 빈도가 늘었다. 아침에 침대에서 일어날라치면, 나도 모르게 "아이고" 하는 신음이 절로 나온다. 일어나려고 오른팔로 침대를 짚으면, 손목이 시리고 어깨와 목이 묵직하게 당긴다. 침대에서 나와 첫걸음을 내디딜 때면 무릎과 발목에 힘을 '빡' 하고 주게 된다. 첫발을 디딜 때 다소 경직된 느낌이 든다. '아! 내 몸이여!' 하는 생각이 절로 든다. 샤워하면 좀 나아지려나 하는 마음으로 욕실로 향한다. '나만 아침에 이렇게 힘든가?'라는 생각을 하면서 말이다.

이러한 근골격계의 통증, 특히 허리와 관절의 통증은 만성통증의 가장 흔한 형태다. 여기서 이야기하는 통증은 다양한 불편감을 포함한다. 그냥 아픈 느낌, 뻐근함, 경직된 느낌, 욱신거리는 느낌 등 말이다. 통증을 호소하는 부위는 허리가 단연 1위이고, 이외에 보고에 따라 약간씩 다르지만 어깨, 목, 무릎 및 발목 관절 등이 뒤따른다.

현대인들은 모두 거북목, 어깨 결림, 시큰한 무릎, 뻐근한 허리 등 온갖 통증에 시달리며 살아간다. 의학과 과학기술 발전은 큰 병과 생명의 위협으로부터 인간을 구해냈지만, 우리 몸은 여전히 찌든 피로와 크고 작은 통증에서 좀처럼 벗어나지 못하고 있다. 오히려 현대식 환경과 생활 방식은 과거에 없던 질병과 통증을 끊임없이 만들어내고 있다. 특히 스마트폰은 의학상식 보급과 대중화에 이바지했을지 모르겠으나 우리 국민을 모두 거북목으로 만드는 데도 혁혁한 공을 세웠다. 거북목을 피하기 위해서는 스마트폰을 높이 들고 사용해야 하지만 영 어색하고 불편해 그렇게 하는 사람이 없다.

다들 몸이 어디 한군데 뻐근하고 찌뿌둥하다고 말한다. 몸이 편치 않은데 행복하기란 무척 어렵다. 어쩌다 등에 담만 와도 종일 신경 쓰이고 짜증이 쌓이는데 만성통증이라면 즐거울 것이 뭐가 있겠는가? 우리를 따라다니는 쌓인 피로와 통증은 행복한 삶을 가로막는 가장 익숙하지만 넘기 힘든 장애물이다.

몸에 좋은 약이 지천에 널려 있는데 왜 사람들은 건강하지 못할까?

행복해지고 싶지 않은 사람은 없을 것이다. 그런데 수많은 사람이 상쾌하지 못한 몸 상태로, 즉 행복을 가로막는 장애물을 그대로 둔 채 살아가는 이유는 뭘까? 오늘날 우리 사회 환경이 건강하고 상쾌한 삶에 대해 학습된 무력감(Learned Helplessness)을 심어주기 때문이다. 학습된 무력감이란 피하거나 극복할 수 없었던 일을 반복해서 경험한 사람이, 후에 그 문제를 자신의 힘으로 해결할 수 있는 상황에서도 여전히 통제 불가능한 일로만 믿고 포기하게 되는 상태를 말한다. 많은 이들이 알고 있는 실험 사례를 하나 소개해보겠다. 무슨 수를 써도 전기충격을 피하지 못했던 경험을 통해 무력감을 학습한 개들은 낮은 담 하나만 넘어 옆자리로 옮기면 전기충격을 피할 수 있는데도 불구하고 구석에 웅크리고 앉아 전기충격을 참아냈다.

마찬가지로 우리 사회 환경은 통증과 피로에 대해 무력감을 반복해서 가르쳐준다. 통증을 달고 사는 것이 행복한 사람은 없지만 별 방법을 다 써봐도 나아지지 않으니(효과를 본 방법이 있긴 한가?) 힘 빼고 포기하며 살게 되는 것이다. 특히 우리 사회에서 의학과 병원이 '소용없다'는 경험은 무력감을 느끼게 하는 주요한 원인 중 하나다.

: '죽을병도 아닌데 참고 살지 뭐'가 가져오는 문제

통증에 시달리는 사람들이 발전한 현대 의학기술의 도움 받는 것을 포기하는 이유는 크게 두 가지다. 첫째, 병원 치료를 받기가 통증을 참고 사는 것보다 더 힘들다는 점이고 둘째, 그렇게 힘들게 받은 치료의 효과가 신통치 않다는 것이다.

첫 번째 이유부터 살펴보자. 오늘날 병원 방문을 힘들게 만드는 것들은 한둘이 아니다. 우선 직장인이든 자영업자든 엄청난 시간을 들여야 병원에 갈 수 있다. 몇 달째 목 뒤가 뻐근하고 아파서 병원에 간다고 생각해보자. 예약하기도 힘들지만 예약하고 제시간에 맞춰가도 몇 분씩 기다리는 일이 예사다. 의사 진료, 각종 검사, 검사 결과 확인, 물리치료 등 수많은 단계를 거칠 때마다 기다리는 시간이 추가된다. 거기에 실제 검사, 물리치료 받는 시간도 더해진다. 의사를 대면하는 시간이 줄어드는 게 오히려 시간 절약 면에서 좋다고 느껴질 지경이다. 기다리고, 진단을 받고, 물리치료까지 마치고 나오면 한나절은 그냥 날아가 버리고 만다.

대한민국의 보통 사람들은 병원에 가는 시간을 내는 것이 어려울 정도로 다들 바쁘게 살아간다. 게다가 목 치료 같은 경우 한 번에 끝나지 않는다. 의사 선생님이 그러는데 짧아도 몇 달은 꾸준히 치료받아야 작은 효과라도 느낄 수 있단다. 도대체 어느 누가 이런 막대한 시간 투자가 가능하단 말인가?

돈은 또 어찌나 많이 드는지 무서울 정도다. 의료보험 적용이 안 되는 검사가 왜 이리 많은지. 특히 유명하다는 의사를 만나면 의료보험이 안 되는 비싼 검사가 빠지지 않는다. 목의 통증 정도를 확인하기 위해 최근 도입했다는 기계로 검사를 받았더니 30만 원이 추가란다. 정체를 알 수 없는 검사와 촬영을 하고, 또 새로 나와서 의료보험이 적용되지 않는 약과 인체공학 베개 같은 보조기구 등을 추천받는다. 이런저런 것들을 합치면 100만 원은 예사로 넘는다. 여기에 만약 수술까지 받으면 입원비, 수술비를 모두 포함해 수백만 원이 훌쩍 넘어간다. 그것도 비교적 단기간에 그렇다는 이야기다. 예를 들어 목 관련 통증은 감기처럼 한두 번 병원 가서 주사 맞고 약 며칠 먹는다고 낫지 않는다. 장기 치료에 들어가는 비용은 매우 많다. 아파서 짜증 나고 고통스럽지만, 돈이 너무 많이 들고 아깝다는 생각을 안 할 수 없다. 아니, 제대로 치료를 다 받을 수 있을 만한 돈이 있지도 않다.

못 고칠 병이 없어 보일 정도로 의학이 발전한 21세기에 이게 대체 무슨 일이란 말인가. 10개 중 9개가 개업 후 1년을 못 버틴다고 할 정도로 병원이 많아졌다. 하지만 아무리 의학 수준이 높고 주변에 병원이 넘쳐나면 뭘 하겠나? 제대로 치료하려면 한평생 걸리고 비용은 감당 못 할 정도로 비싸다. 병을 고쳐주는 병원과 의학이 통증에 도움이 안 된다니 체념할 수밖에 없다. "돈도 없는 마당에 죽을병도 아닌데 참고 살지 뭐."

둘째, 이렇게 시간이 오래 걸리고 돈도 많이 드는 병원 치료가 효과가 있을지 알 수 없으니 더욱 답답한 일이다. 일단 일상생활에 불편을 주는 통증은 당장 죽을병은 아니니 우선순위에서 밀리기 쉽다. 다리가 부러졌거나 발목 인대가 늘어나 걷지 못한다면 당연히 병원에 가야 한다. 고개를 돌리지 못할 정도로 목을 삐었거나, 무거운 물건을 들다가 허리를 삐끗하여 움직이지 못할 정도로 다쳤다면 병원 치료를 받아야만 한다. 다쳐서 잃은 기능을 회복시켜주는 것이 정형외과의 가장 중요한 임무다.

그런데 일상생활 속 불편한 통증이라면 이야기가 다르다. 일단은 아프긴 하지만 움직일 수 있고 일상생활이 불가능하지도 않다. 그러다 보니 환자도, 병원도 당장의 심각성을 느끼지 못한다. 문제는 이렇게 생활 통증을 줄이는 것을 중요하게 생각하지 않은 결과, 전문가가 드물고 전문 지식과 경험 축적도 부족하다는 데 있다.

왜 의학은 우리를 통증에서 구하지 못하는가?

계단을 오를 때마다 무릎이 시큰해서 정형외과를 찾았다고 생각해보자. 받을 수 있는 치료법은 크게 세 가지다.

우선, 수술이 있다. 우리나라 병원에서 수술을 많이 권한다는 사실을 모르는 사람은 없다. 재미있는 점은 수술이 가장 추천되는 치료법인데도 불구하고 예상 효과를 자세히 알려주는 경우가 거의 없다는 것이다. 의사는 수술이 잘되면 무릎이 덜 시큰거릴 수도 있지만, 이 수술로 통증을 완전히 제거할 수는 없다고 말한다. 원인도 자신 있게 말하긴 어렵고 결과도 확신할 순 없지만, 수술하는 게 좋겠다는 식이다. 효과가 있을지 모른다는 희망만 품고 시간과 돈을 투자하는데 수술 후 몇 개월 동안 생기는 그 신체적 고통과 불편까지 감수하란 말인가? 그다지 매력적인 대안으로 보이진 않는다.

두 번째로는 약물치료가 있다. 일시적으로 극심한 통증을 줄이는 데는 진통제가 가장 효과적이다. 하지만 대부분 단발성 통증 완화에만 효과적일 뿐이다. 정형외과에서 원인을 제거해 치료에 도움이 되는 약을 처방하는 사례는 흔치 않은 것 같다. 실제로 그런 약이 없으니까. 게다가 효과가 좋다고 해도 평생 진통제에 의지하며 살고 싶은 사람이 있을까? 진통제는 내성과 의존성이 생길 수 있고, 왠지 부작용도 있을 것 같다는 생각에 장기간 사용하기가 꺼려지는 게 사실이다.

끝으로 정형외과 치료에 빠지지 않는 물리치료가 있겠다. 정형외과에 가서 의사는 보지도 못하고 물리치료만 받고 오는 경우도 허다하다. 가장 기본적인 온열 찜질부터 적외선, 초음파, 전기 충격파 등 한 묶음으로 정의하기 어려울 정도로 다양한 요법이 있다. 병원에 가면 한 종류가 아니라 여러 종류의 물리치료를 함께 받는 경우가 많다. 종류가 다양하지만, 병원에서 받는 물리치료는 근육을 일시적으로 풀어주는 것 이상의 효과를 기대하긴 어렵다. 이것저것 섞어서 1시간쯤 받고 나면 조금 시원한 느낌이 들긴 하지만 이내 원상태로 돌아간다. 다음 날 물리치료 받으러 또 병원에 가서 한참을 기다리고 한동안 누워 있어야 한다.

이런 면에서 병원에서 물리치료를 받는 목적이나 기대 효과는 동네 마사지 가게나 사우나에 가는 것과 별반 다르지 않다. 아주 큰 장점이 하나 있긴 하다. 물리치료는 의료보험이 적용되는 경우가 많아 가격이 무척 저렴하다. 진동 안마 기능까지 들어간 병실 침대를 갖춘 병원도 제법 있어서 마사지 가게와 비교하면 가성비가 훌륭하다.

마사지를 비롯해 다양한 종류의 물리치료는 일시적 효과를 위한 것이라 보는 게 상식적이다. 이들에 관한 의학연구 결과도 이를 뒷받침한다.

좋게 보아야 치료 효과가 있을까 말까 한 수준이라는 것이다. 수술도, 약도, 물리치료도 이런저런 이유로 상쾌한 몸을 만드는 데 별로 도움을 주지 못한다.

병원 치료 중 도움이 되는 게 있긴 하다. 의사를 잘 만났다면, 평소 자세나 생활 습관에 대해 적절한 진단과 처방을 받을 수 있을 것이다. 물론 많은 경우 나의 나쁜 자세나 습관에 대해 일단 꾸지람을 듣는다. 그리고 앞으로도 몸이 좋아지지 않는다면 그건 전적으로 의사 말을 잘 따르지 않은 내 책임이다. 아니면 치료를 충분히 받지 않고 중간에 멈췄기 때문이다. 이래저래 아무튼 다 내 탓이라는 얘기다.

이쯤 되면 사람들은 다시 생각하게 된다. 대체 병원을 왜 가지? 병원에서 해주는 게 뭘까? 병원에서 받는 수술, 약, 물리치료 다 소용없고 내가 알아서 관리해야 되는데 말이다. 아픈 사람이 제일 먼저 찾는 곳은 병원이다. 그런데 병원이 그다지 도움이 안 된다는 것을 반복해서 경험하니, 사람들은 점점 통증을 치료할 생각을 하지 않고 참고 사는 삶에 익숙해지고 만다.

: 대한민국은 어쩌다 마사지 공화국이 되었나

우리나라 자영업 선호 1순위가 치킨집이라는 것은 다들 잘 아는 이야기다. 전국에 치킨집이 무려 8만 7000여 개다. 수도권에만 1만 5000여 개가 몰려 있고 해마다 새로 문을 여는 치킨집만 1만 개 가까이 된다니 역시 '국민 자영업'이라 부를 만하다. 그런데 이런 치킨집의 독보적 인기를 위협하는 업종이 있는데 과연 무엇일까? 바로 마사지 가게다.

마사지 가게는 관련 법규상 문제(시각장애인 안마사만 가능)로 보건복지부 등록 업체 수가 1368개에 불과해 그 규모가 제대로 알려지지 않은 면이 있다. 그런데 마사지 관련 업계 조사에 따르면 업소 수가 은퇴 후 모두 한 번씩은 차린다는 치킨집에 버금가는 8만여 개, 관련 종사자 수는 자그마치 30만 명에 달한다고 한다. 이는 전 세계에 있는 스타벅스 매장(2만 6000여 개)을 다 합한 것보다 세 배 넘게 많은 숫자다. 그렇다. 우리나라엔 세계 어딜 가도 없는 곳이 없다는 서브웨이(4만 4000여 개), 맥도날드(3만 6000여 개), 스타벅스 매장보다 마사지 가게가 더 많다. 이쯤 되면 마사지 공화국이라 불러도 이상하지 않다.

받을 때만 좋은 마사지의 문제

이렇게 우리나라에 마사지 가게가 많은 것이 놀랍다. 그리고 궁금증도 생기기 마련이다. 우리나라에 치킨집만큼이나 마사지 가게가 많은 이유가 도대체 뭘까? 다양한 설명이 있을 수 있겠지만 결국 근본적인 이유는 수요, 즉 찾는 사람이 많다는 데 있다. 마사지 가게의 숫자는 뻐근하고 뻣뻣한 몸을 풀고 싶은 사람이 우리나라에 얼마나 많은지를 보여준다. 마사지를 받을 때만이라도 목, 허리, 어깨, 발에 시원함을 느껴보고 싶은 욕구가 그만큼 강한 셈이다. 바꿔 말하면 크고 작은 몸의 통증과 불편함으로 고통받는 사람들이 상당히 많고 이를 해소할 적당한 대안이 존재하지 않다는 이야기다.

크고 작은 통증에서 벗어나고 싶은 욕구는 커지는데 병원 치료는 그 역할을 해주지 못하니 이를 대신할 방법을 찾을 수밖에 없다. 마사지 업종 규모만 놓고 보면 이가 없으니 잇몸으로 때우는 정도가 아니라, 원래 잇몸으로 씹는 것인가 하는 생각이 들 정도다. 이를 보면 우리 사회에서 마사지업은 통증 해소라는 막중한 책임을 지고 있다. 없어서는 절대 안 될 분야다.

지긋지긋하게 따라다니는 통증을 없애주고 상쾌한 몸을 느낄 수 있게만 해준다면 병원 치료면 어떻고 민간요법이면 또 어떤가? 그런데 과연 마사지가 병원에서 해결하지 못한 일을 해냈는가? 앞서 설명했다시피 마사지는 잠깐의 시원함을 느끼기 위해서 받는 것이지 근본적인 치료라고 볼 수 없다. 마사지 가게를 자주 찾는 사람들도 치료를 목적으로 가는 것은 아니다. 연구 결과를 근거로 한 의학 전문가들의 견해도 크게 다르지 않다. 마사지의 치료 효과는 입증된 바 없으며, 있다고 해도 극히 제한적이라는 것이다. 우리가 경험한 바로도 그렇다.

마사지를 한 번 받았다고 만성통증과 뻐근함이 사라진 적 있었는가? 잠시라도 통증이 줄어들고 근육이 풀렸다면 그나마 다행이다. 마사지 받은 다음 날 오히려 온몸이 뻐근했던 경험을 한두 번씩은 해봤을 것이다. 심지어 마사지를 받는 것 자체가 고통스러운 경우도 제법 많다. 결국, 마사지도 통증 없는 상쾌한 몸을 만드는 데 병원 치료보다 나을 것이 없다.

게다가 마사지는 가격도 만만치 않다. 마사지가 의료보험이 될 리도 만무하다. 전문지식과 경험을 가진 관리사를 찾는 일도 어렵다. 안타깝게도 유해업소도 많은 편이다. 그런데도 심리적 효과, 순간의 시원함, 감각적 만족 또는 쾌락을 위해 많은 사람이 마사지 가게를 찾는다.

그렇다면 통증과 불편함을 살아 있음의 증거로 생각하는 정신수양적 자세와 육체적 고통을 잊고 더 나아가 즐기는 경지로 승화시키는 방법밖에는 없는 걸까? 세상에 내 맘대로 안 되는 일이 한두 가지도 아닌데 그냥 포기하고 사는 것이 맞는 것 같기도 하다.

하지만 아직 포기하지 마시라. 포기하더라도 하나만 더 시도해보고 그래도 안 되면 그때 가서 그만둬도 늦지 않다. 밑져야 본전이라 생각하고 지금부터 이 책을 보고 따라 해보면 좋겠다. 한 번 해보고 나면 후회하는 사람이 거의 없는, 실제 경험한 사람만 알 수 있는 비법이 있다. 이미 짐작하고 계시겠지만 바로 '운동 요법'이다.

: 내 몸은 내 뜻대로 치료할 자유가 있다

통증 해소와 예방을 위한 운동 요법의 첫 번째 장점은 맘에 드는 운동을 하고 싶을 때, 원하는 만큼만 하면 된다는 것이다. 장소도 자유롭게 고르면 된다. 운동은 병원 치료처럼 의사나 병원에 대한 의존도가 높지 않기 때문이다. 마사지나 카이로프랙틱(Chiropratic, 예방과 유지적인 측면에 역점을 둔 치료법)처럼 다른 사람의 손이 필요하지도 않다. 꼭 진료 시간에 맞춰 예약하고, 병원에 가야 치료를 받을 수 있는 것도 아니니 시간도 돈도 절약할 수 있다. 의사만 바쁘고 시간 귀한 게 아니다. 내 시간 역시 귀하다.

처방받은 약을 먹고, 물리치료를 받고, 의사의 지시를 무조건 따라야 할 필요도 없다. 운동에 대한 지식이 어느 정도 요구되지만, 의사처럼 방대한 전문지식이 있어야 하는 건 아니다. 그래서 치료 방법의 선택 폭이 훨씬 넓어진다.

표준화된 기존 병원 치료보다 운동 요법은 더 높은 수준의 개별 맞춤형 처방이 가능하다. 개개인 능력과 상황에 가장 적합한 운동을 스스로 선택하면 된다. 자신의 통증과 불편함이니만큼 누구보다 잘 알고, 이를 고려해 각자 처한 환경에 따라 처방할 수 있으니 좋은 결과를 얻을 가능성도 자연히 커진다. 좋아서 선택한 운동이라 더 열심히 하게 되니 효과가 높아지는 것은 당연하다.

건강한 몸을 만들기 위한 운동은 안전하다

운동 요법은 최악의 경우라도 잃을 것이 별로 없다는 장점도 있다. 큰 부작용이 없기 때문이다. 운동 요법으로 인해 통증이나 불편함이 더 나빠질까 걱정할 필요가 없다는 이야기다. 운동하다 다치거나 통증이 심해진 경험을 한 사람이 들으면 의아할 수도 있겠다. 하지만 어떤 '목적'을 가지고 운동을 하느냐에 따라 결과가 크게 달라질 수 있음을 이해하면 이러한 의구심이 좀 풀릴 것이다.

우리가 운동을 통해 누리려는 효과 혹은 달성하고자 하는 목적은 매우 다양하다. 그런데 이 모든 좋은 것들이 운동과 함께 따라오지는 않는다. 운동하는 사람의 목적과 지향에 따라 커지는 효과가 있으면 작아지는 효과도 있기 마련이다. 특정 목적이나 효과에 과도하게 집중할 경우 다른 부분에 해를 입히기도 한다.

예를 들어보자. 승리를 통해 심리적 욕구를 충족하기 위한 농구대회 우승이 목적이라면, 운동은 통증과 건강에 도움이 안 되는 정도가 아니라 부상 위험을 높일 가능성이 크다. 이는 시작부터 통증 해소를 위한 운동이 아니다. 마찬가지로 몸을 만들어 통증을 줄이는 데 도움 되는 웨이트트레이닝도 허벅지를 더욱 크고 많이 갈라지도록 만드는 부분에만 신경 쓴다면 피로가 줄어들기는커녕 근육이 다칠 수 있다.

반면, 상쾌하고 건강한 몸을 만들기 위한 운동은 매우 안전하다. 승리나 과시를 위한 것이 아니므로 무리가 가도록 운동할 필요가 없다. 운동에 대한 지식수준이 높지 않은 사람은 잘못된 동작이나 운동 습관으로 인한 부작용을 걱정할 수 있다. 하지만 몸 상태와 건강에 관심을 두고 운동하는 경우라면 운동으로 인해 몸에 생기는 좋지 않은 변화나 통증을 쉽게 알아차릴 수 있다. 우리의 몸은 언제 운동을 그만둬야 할지 매우 분명한 신호를 즉각 보낸다. 그때 멈추면 된다. 몸이 더 안 좋아지는 운동을 참고 하는 것 자체가 쉬운 일이 아니다. 운동으로 부상이나 통증을 악화시키는 일은, 승리나 경쟁에 집착하는 경우처럼 건강 외의 목적을 달성하기 위해 몸의 통증이나 불편함을 알고도 참을 때 일어난다.

운동 요법의 장점은 또 있다. 운동 요법은 '본전' 생각이 간절한 투자나 희생이 필요치 않다. 우선 매우 경제적이다. 돈이 아예 안 드는 방법도 많다. 그뿐만 아니라 개인의 경제적 상황에 맞춰 비용이 가장 적당한 방법을 선택하는 것도 가능하다. 전문 퍼스널 트레이너와 최고급 시설을 갖춘 곳에서 운동을 즐기는 것도 좋겠지만 집에서 배우자와 함께 허리 플랭크(4장 참조)를 함께하는 일은 세상에 몇 없는 진짜 즐거움이다.

시간도 생각보다 많이 들지 않는다. 하루 10분씩만 운동해도 효과를 볼 수 있다. 운동과 관계없는 시간 낭비도 적다. 병원 예약도 필요 없고, 물리치료실에서 대기할 필요도 없으니까. 하루 중 아무 때나 가장 운동하기 좋은, 하고 싶은 시간에 하면 된다. 발뒤꿈치 들기를 하는데 아침에 하면 어떻고 저녁에 하면 어떤가? 하기만 하면 언제 하더라도 효과는 별 차이 없다.

장소와 시설도 비슷하다. 어디서나 장비 없이 할 수 있는 좋은 운동을 아주 쉽게 찾을 수 있다. 대부분 맨손 운동은 장비를 사용하는 운동에 비해 순간적으로 큰 힘을 쓸 필요가 없어 몸에 무리가 덜 간다. 비싸다고 반드시 더 좋은 건 아니다.

운동 요법의 장점은 이것 말고도 차고 넘치지만 여기서는 이 정도 설명이면 충분할 듯하다. 걱정할 만한 부작용이 있는 것도 아니고 돈, 시간, 공간이 많이 필요한 것도 아니니 이 정도면 해보지 않을 이유가 없다. 그래서인지 나는 여태까지 "에이, 진짜 그놈의 운동 괜히 해서 힘만 뺐네" 하며 운동한 걸 후회하거나 누군가를 원망하는 사람을 본 적이 거의 없다. 말 그대로 밑져야 본전 아닌가. 오늘부터 집에서 당신에게 맞는 운동 요법을 당장 시작해보기 바란다.

: 아픈 몸에서 벗어나 예전처럼 건강한 몸으로

앞에서 운동 요법의 장점에 대해 말했다면 이번엔 운동 효과다. 과정에 아무리 장점이 많아도 운동 요법으로 좋은 결과를 기대할 수 없다면 의미가 없다. 운동 요법은 효과 측면에서도 매우 뛰어나다. 단순히 통증을 줄여주는 데 그치지 않고 부수적인 효과를 불러온다. 운동 요법은 세 가지 부수적인 효과가 있다.

첫째, 운동 요법은 몸의 통증을 없애려는 수동적 목표를 넘어서 건강한 몸과 마음을 유지하는 능동적 목표를 추구한다. 과학적인 설명을 덧붙이자면, 운동할 때 우리 뇌는 엔도르핀(Endorphin)과 엔도카나비노이드(Endocannabinoid)라는 호르몬을 분비한다. 행복 호르몬으로 잘 알려진 엔도르핀과 비교적 최근에 알려진 엔도카나비노이드는 통증을 줄이고, 불안을 달래주며, 기분을 좋게 해준다. 30분 이상 달렸을 때 몸이 가벼워지고 머리가 맑아지며 기분이 좋아지는 상태를 뜻하는 러너스 하이(Runner's High)도 바로 운동 시에 증가하는 베타 엔도르핀 혹은 엔도카나비노이드의 영향이다. 엔도르핀 혹은 엔도카나비노이드는 운동 강도가 높아질수록 많이 분비되지만 가벼운 운동만으로도 기분이 좋아질 만큼은 나온다.

즉, 과하지 않은 운동치료는 더욱 행복하고 풍요로운 삶을 가능하도록 도와준다. 통증을 줄여주는 데 그치지 않고 기분 좋은 행복을 느끼게 해준다니 이보다 더 좋은 효과가 어디 있겠는가.

둘째, 운동 요법은 그 효과가 일회성에 그치지 않는다. 통증이 아니라 통증의 근본 원인을 개선할 수 있기 때문이다. 약물치료의 경우 증상, 즉 통증 정도는 줄여줄 수는 있지만 통증이 생기는 원인을 해결하지는 못한다. 물리치료를 받아서 효과가 있다고 해도 길게 가야 2~3일이다. 운동은 그렇지 않다. 게다가 오랜 시간을 들여야 효과가 나타나는 것도 아니다. 운동 후엔 혈액순환이 좋아지고 통증 완화와 상쾌함을 주는 다양한 호르몬이 나오기 때문에 거의 즉시 효과를 볼 수 있다. 운동하고 샤워를 마친 뒤, 몸이 가벼워지는 것을 느끼지 못하는 게 오히려 더 드문 일이다. 상쾌함과 함께 통증도 잊게 마련이다.

셋째, 운동 요법은 치료 이상으로 예방에 강하다. 현재 치료를 받고 있다면 통증의 원인과 종류에 따라 운동 요법의 효과가 제한적이거나 아예 해서는 안 되는 상황이 있을 수도 있다. 예를 들면 추간판 탈출증(디스크)이 심해서 오는 통증은 운동 요법으로 바로 효과를 보진 못한다. 하지만 예방이 목적이라면 이야기가 다르다. 엎드려 상체 들어올리기 운동은 허리 통증을 줄여주는 데도 도움이 되지만 허리, 배 부위의 유연성과 근력을 키워주기 때문에 추간판 탈출증 등 다양한 허리 관련 부상과 질환을 막아주는 예방 요법으로 훌륭하다.

이처럼 운동은 당신을 아픈 몸에서 벗어나게 해주는 데 그치지 않는다. 게다가 덤으로 따라오는 사은품이 구매 상품만큼이나 가치 있어서 통증 없는 상쾌한 몸을 만들면서 다양한 효과도 자연스럽게 얻는 최고의 방법이다.

치료의 괴로움이 운동의 즐거움으로 변한다

'몸에 좋은 약은 입에 쓰다'는 말은 운동 요법엔 적용되지 않는다. 운동은 몸에도 좋고 재미까지 있는 찾아보기 힘든 최고의 치료법이다. 치료를 위해 운동하다가 재미를 느끼는 것도, 재미 삼아 운동하다가 몸이 건강해지는 것도 다 좋다. 치료를 위해 운동을 시작하는 거라면 그중에 재미있어 보이는 운동을 골라서 하면 된다. 원래 운동을 싫어하던 사람도 아프지 않기 위해 참고 운동을 매일 하다 보면 어느 순간 운동의 매력에 빠져 재미를 느낄 수 있다. 요즘 같은 팍팍한 세상에서 즐길 거리를 발견하는 것은 생각보다 어렵고 귀한 일이다. 재미로 하다 보면 몸도 마음도 좋아지니 즐거움이 또 다른 즐거움을 부르는 셈이다.

지금까지 통증과 운동 요법의 장점 및 효과에 대해 이야기했다. 이제 운동이 우리 몸과 마음 전체에 미치는 놀라운 효과에 대해 조금 더 짚어 보고 넘어가도록 하자. 운동 좋은지 누가 모르냐고, 지겹다고 할지 모르겠으나 모르면 손해, 실천하지 않으면 더 손해인 내용이다.

: 상쾌하고 개운한 아침이 현실이 된다

여기 질병과 노화로 인한 고통을 느끼며 영원히 사는 삶과 건강하게 인생의 즐거움을 누리며 적당히 오래 사는 삶이 있다고 가정해보자. 당신이라면 둘 중 어느 것을 선택할 것인가?

인간은 모두 오래 사는 것 못지않게 젊음의 유지, 즉 건강하고 젊게 사는 삶에 관심이 많다. 제아무리 영원히 산다고 한들 건강하지 못하다면 무슨 의미가 있을까? 내 다리로 걷지 못하고 100년을 누워서 보낸다면 장수는 오히려 악몽이다.

건강한 삶에 대한 인간의 욕망은 현대에 들어서 갑자기 생긴 것이 아니다. 무려 그리스 로마 신화에 등장하는 유명한 예언자 시빌레(Sibyl)에 대한 이야기에서도 찾아볼 수 있다. 신화 속 무녀 시빌레는 아폴론 신전에 사는 사제로, 그리스의 식민지인 쿠마에에 살고 있었다. 어느 날 태양의 신 아폴론이 절세 미녀인 시빌레를 보고 자신과 하룻밤을 보내면 원하는 소원 한 가지를 들어주겠다고 제안한다. 시빌레는 이를 승낙했고 소원으로 모래를 한 움큼 손에 쥐고 이 손에 있는 모래알 개수만큼 오래 살고 싶다고 답한다. 그 후 아폴론은 시빌레에게 정식으로 자신의 연인이 되어 달라고 청혼을 했으나 그녀가 이를 거절하자 화가 나 이렇게 말한 뒤 떠난다.

"좋다. 그런데 넌 영원한 삶을 달라고 했지 영원한 젊음을 달라고는 하지 않았지. 어디 한번 영원히 잘 살아보거라."

그 말대로 시빌레는 영원한 생명을 얻었지만 영원한 젊음을 얻지는 못한 채, 죽지 않고 계속 늙어갔다. 아주 오랜 시간이 흐른 뒤에는 노화로 몸이 너무 많이 쪼그라들어 병 안에 들어갈 수 있을 정도가 되었다. 그렇게 그녀는 육신이 사라진 뒤에도 죽지 못하고 목소리만 남았다고 한다. 사람들이 그녀에게 다가가 소원이 무엇이냐고 물으면 "죽고 싶어"라고 답했다고 한다.

신화 속 이야기지만 신화라고 넘겨버릴 수만은 없는 '죽지 못해 사는 삶'을 우리는 곳곳에서 목격한다. 평생 몸의 고통을 끌어안고 견디며 사는 삶처럼 불행한 일은 또 없을 것이다. 그렇기에 건강하게 오래 사는 삶이 가진 의미는 더더욱 중요해진다.

그렇다면 건강의 기준은 대체 무엇일까? 과거에는 건강을 '질병이 없거나 허약하지 않은 상태'라고 흔히 생각했다. 하지만 이러한 개념은 오늘날 현대인들이 추구하는 건강한 삶과는 거리가 있어 보인다. 현대인들은 질병이 없고 허약하지 않은 상태뿐만 아니라 삶을 즐길 수 있는 신체 및 정신 상태를 점점 더 중요하게 여기고 있다. 그런 의미에서 큰 질병은 없지만 여기저기 만성통증과 피곤을 달고 사는 현대인들을 두고 결코 건강하다고, 젊게 산다고 말할 수 없다.

세계보건기구(World Health Organization, WHO)는 헌장에서 건강을 "단순히 질병이나 허약함이 없는 상태가 아니라 신체적, 정신적, 사회적으로 완전한 만족 상태(Health is a state of complete physical, mental and social well-being and not merely the absence of disease or infirmity)"라고 규정하는데, 이 개념이 건강의 정의를 좀 더 정확히 설명한 것이 아닐까 싶다. 즉, 건강하고 젊은 삶을 위해서는 신체뿐만 아니라 정신적으로나 사회적으로도 건강하고 젊은 삶을 추구해야 한다는 것이다.

그리고 이러한 건강하고 젊은 삶에서 떼려야 뗄 수 없는 가장 중요하고 기본적인 요소가 운동이다. 운동을 통해 신체적, 정신적, 사회적으로 완전한 만족을 얻을 수 있기 때문이다. 나는 평소 주변 사람들과 식사할 때 일 혹은 학업에 대해 이야기하는 것을 별로 좋아하지 않는다. 그런 이야기는 수업이나 업무 시간에 하는 것으로도 충분하다. 대신에 나는 그들에게 적극적으로 운동을 권유하거나(사실 내가 좋아하는 테니스를 권유하는 경우가 많다) 운동이 가져오는 긍정적인 효과에 대해 말한다.

이제부터 운동이 통증 완화는 물론이거니와 건강에 도움이 된다는 아주 당연한 명제에 대해 자세히 살펴보고자 한다. 물론 과학적이고 의학적인 근거에 바탕을 둔 접근이다.

원하는 몸을 만들 수 있다

운동이 다이어트에 도움 된다는 사실은 누구나 알고 있다. 운동을 통해 지방을 연소하고 근육량을 늘려 기초대사량을 높인다는 당연한 내용 말고 여기서는 운동과 다이어트의 과학적 측면에 대해 알아보고자 한다.

렙틴(Leptin)이라는 호르몬에 대해 들어본 적이 있는가? 렙틴은 비교적 최근인 1994년에 밝혀진 호르몬으로 지방세포에서 분비되는 식욕 억제 단백질이다. 물질대사, 에너지 섭취, 에너지 소비 조절에 중요한 역할을 하는 단백질 호르몬으로 렙틴 수용체와 결합함으로써 작용한다. 렙틴

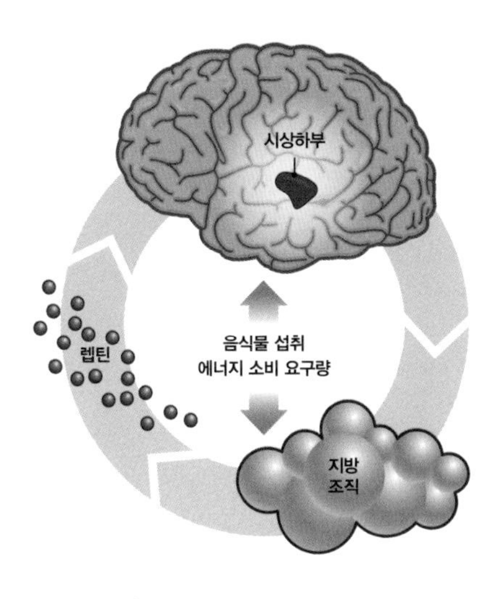

렙틴의 작용 기전

지방세포에서 분비되는 렙틴은 시상하부에 작용하여 포만감을 느끼게 한다. 적정량의 지방세포가 있는 사람은 지방세포와 시상하부 사이의 피드백이 유지되기 때문에 체지방량을 적당히 유지할 수 있도록 식욕을 조절하게 된다. 하지만 지방세포가 많은 경우, 렙틴이 과다 분비되어 렙틴에 대한 시상하부 식욕 조절 능력이 상실되는데 이것이 '렙틴 저항성'이다.

수용체는 주로 시상하부(Hypothalamus)의 포만 중추와 섭식 중추에 있는데, 포만 중추의 활성을 촉진시켜 포만감을 느끼게 하고, 섭식 중추의 활성을 억제시킨다.

렙틴은 한마디로 '배가 부르니 이제 그만 먹어라'라는 중요한 신호를 보내는 호르몬이다. 몸에 지방세포가 많은 사람은 지방세포에서 렙틴이

과도하게 분비되는데, 이러한 환경에 오랫동안 노출된 뇌의 시상하부는 포만감을 잘 느끼지 못한다. 이러한 현상을 '렙틴 저항성'이라 부른다. 이 상태에서는 렙틴 호르몬이 분비되어도 인체가 포만감 신호를 받아들이지 못해 많이 먹게 될 확률이 높다. 즉, 오랫동안 비만일수록 렙틴 호르몬에 무감각해진다.

어쩌면 단순히 많이 먹고 운동을 덜 해서 살이 찐 것이 아닐 수도 있다. 다이어트에 성공하기 위해서는 렙틴 저항성 상태에서 벗어나야만 한다. 그렇다면 이 렙틴 저항성을 되돌릴 수는 없을까? 다행히도 최근 연구 결과들에 의하면 렙틴 저항성은 되돌릴 수 있다고 한다. 그리고 그 방법의 하나가 꾸준하고 지속적인 운동이다. 저지방 식이와 꾸준한 운동을 병행할 때 렙틴 저항성을 극복할 수 있다.

운동이 다이어트에 별 도움이 안 된다느니, 살이 더 찐다느니 하는 이야기에 귀가 솔깃해지는 사람이 제법 있을 것 같다. 충분히 이해한다. 많은 이들에게 운동이란 귀찮고 힘든 일이다. 원래도 힘든데 오로지 다이어트 하나만을 위해 운동하는 사람들은 운동이 얼마나 재미없고 힘들겠는가? 그런데 운동하지 않고 살을 빼겠다는 주장은 정말 하나만 알고 둘은 모르는 짧은 생각이다.

우선, 살을 빼고 싶은 목적이 무엇인지만 살펴보면 결론이 쉽게 나온다. 단순히 체중을 줄이기 위해 그 힘든 다이어트를 하는 사람은 드물다. 특히 남성의 경우는 더욱 아니다. 다이어트의 진짜 이유는 보기 좋은 몸매를 만들기 위함이다. 하지만 살이 빠진다고 해서 반드시 좋은 몸매가 되는 것은 아니다. 먹는 것을 줄여서 살을 뺄 때의 문제는 지방과 근육이 함께 빠진다는 거다. 그 결과, 제대로 된 근육이 없어 빈약하고 탄력 없는 몸이 되고 만다.

둘째, 다이어트를 해본 사람이라면 줄인 체중을 유지하는 것이 살을 빼기보다 훨씬 어렵다는 사실을 잘 안다. 다이어트를 시도한 사람 중 99퍼센트는 원래 체중으로 돌아가는 요요현상을 경험한다는 조사 결과도 있다. 먹고 싶은 걸 참아서 뺀 체중은 다시 돌아갈 수밖에 없다. 식욕을 의지로 억제하는 것은 우리의 상상을 초월할 만큼 어렵고 인내가 필요한 일이다. 운동으로 뺀 살은 요요현상에도 강하다. 아무리 운동이 귀찮고 하기 싫은 일이라도 식욕을 억지로 누르는 것보다는 쉽다. 게다가 시작이 어렵지 하다 보면 재미있어지는 일이 운동이다.

반면, 먹고 싶은 걸 참는 일은 아무리 반복해도 즐거워지진 않는다. 오히려 식탐은 누르면 누를수록 더 커지고 강해진다. 또 운동을 열심히 하면 근육량과 기초대사량이 늘어난다. 몸이 더 많은 열량을 소비한다는 뜻으로, 더 먹어도 살이 덜 찌는 체질이 된다.

셋째, 운동 때문에 살이 더 쪘다고 느끼는 것은 심리적 오류 때문이다. 실패를 자기 탓으로 돌리기란 그 누구에게도 쉽지 않은 일이다. '잘되면 내 덕이요, 잘못되면 남 탓'이라는 옛말처럼 늘 문제의 본질을 외부로 돌리며 자신은 교묘히 빠져나가려 한다. 이를 심리학에서는 '귀인 오류'라고 부른다. 그렇게 우리는 다이어트 방법이 잘못됐다고 여기며 이렇게 말한다. "살 뺀다고 안 하던 운동했잖아. 그래서 살이 더 찐 거야."

운동이 살찐 원인이라는 과학적 근거나 증명도 필요 없다. 운동과 살찐 일이 같은 시기에 일어났으니 그것만으로 탓하기에 충분하다. 안 그래도 귀찮았는데 좋은 핑계가 생긴 것이다. 운동 때문에 식욕이 늘어 살이 찐 것은 아닐까? 오히려 1시간 정도의 적당한 운동은 지방을 분해하는 카테콜아민(Catecholamine)의 분비를 촉진하고 체온을 높이는 등 식욕을 떨어뜨리는 작용을 한다. 다만 운동을 하면 칼로리 소모가 커지니 쓴 만큼 배가 고파질 순 있겠다. 그러나 그것도 쓴 만큼이지 운동 때문에 원래보다 더 많이 먹고 싶어지는 것은 아니다.

뚱뚱함이 죄도 차별할 일도 아니지만, 모두가 원하는 모습 역시 아닐 것이다. 좋은 소식은 이런 체질이 타고나는 것은 아니라는 점이다. 날렵하고 보기 좋은 몸매는 누구나 가질 수 있다. 건강하게 먹고, 즐겁게 운동하면 말이다.

골절을 막는다

운동을 꾸준히 한다면, 당연히 우리 몸의 근육을 유지하는 데 도움이 된다. 적정량의 근육 유지는 건강한 신체의 기본 중 기본이다. 여기서 더 나아가 운동은 뼈 건강에도 도움이 된다.

나이가 들면 골밀도는 계속해서 감소한다. 특히 50대 이후 폐경기 여성의 경우라면 체중 부하 골격들(척추, 대퇴골)의 골밀도가 감소해 골절에 취약해진다. 기존의 연구 결과에 의하면, 운동은 골다공증이 있는 사람들에게 뼈 생성을 촉진하는 가장 효과적인 방법이다. 골밀도를 높이기 위해서는 두 가지의 운동법을 추천한다.

첫 번째로 조깅, 테니스, 계단 오르기나 걷기 등의 체중 부하 유산소 운동(Weight-bearing Aerobic Exercise)이다. 물론 걷기로 골밀도를 증가시키는 데는 한계가 있다. 그러나 골밀도가 밑으로 더 떨어지는 것을 막아준다는 측면에서 효과적이다. 골밀도 증가에 더욱 효과가 있으려면, 충분한 강도로 체중 부하 유산소 운동을 해야 한다.

두 번째로, 근력 저항 운동(Strength and Resistance Exercise)이다. 이 운동 범주에는 웨이트트레이닝 같은 부하가 걸리는 운동과 수영, 자전거 타기 등의 관절 운동이 모두 포함된다. 이 운동이 효과적이려면 관절에 걸리는 부하가 일상적으로 느끼는 정도보다 강해야 한다. 이러한 운동법은 힘이 들어가는 부위에 효과가 집중된다는 특징이 있다. 즉, 근력과 골밀도 증가가 동시에 발생하는 것이다. 따라서 전신에 골고루 근력 저항 운동을 함으로써 전체적인 균형을 유지하는 것이 중요하다.

기억력과 뇌 건강에 탁월하다

운동은 몸뿐만 아니라 뇌 건강에도 도움이 된다. 과거 뇌신경과학자들은 뇌에서 새로운 세포가 자라지 않는다고 생각했다. 하지만 최근 뇌에도 새로운 신경 세포가 자란다는 사실이 연구 결과로 밝혀졌다.

운동이 뇌 건강에 좋다는 연구들은 이미 많이 나온 상태다. 그중 대표적인 것은 운동이 뇌신경 재생, 뇌 시냅스 증강, 뇌혈관계 성장 등의 효과를 가져옴으로써 기억력 및 학습 능력 증진 등이 나타나게 된다는 연

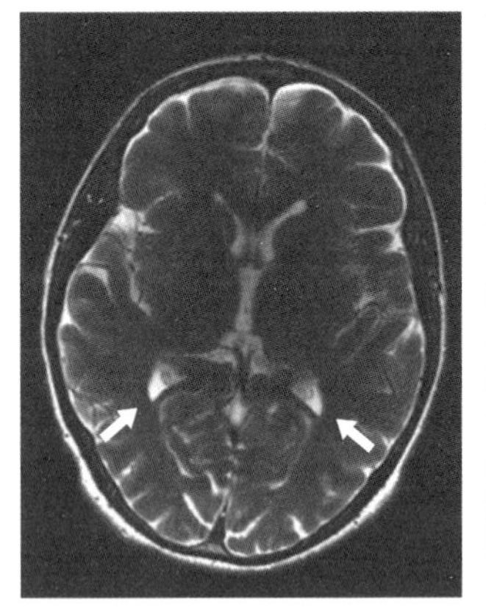

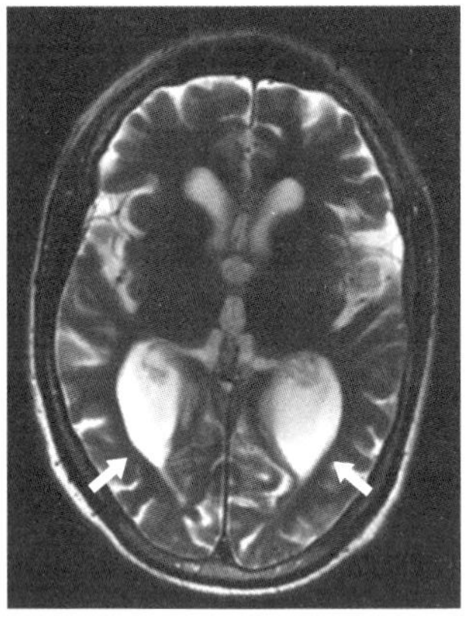

60대 남성의 뇌 MRI 비교

60대 두 남성의 뇌 MRI다. 화살표가 가리키는 부분은 뇌실이다. 뇌실은 뇌를 보호해주는 척수액이 있는 공간으로 정상 뇌가 위축되거나 손상되면 그 크기가 커진다. 뇌 위축으로 인해 우측 남성의 경우 뚜렷한 뇌실 확장이 보인다. 뇌실 확장은 치매처럼 인지 기능이 떨어지는 환자에게 뚜렷하게 나타난다. 비슷한 연령대에도 운동 여부에 따라 신체적 변화가 큰 차이를 보이는데, 뇌도 예외일 수 없다.

구다. 더 흥미로운 점은 특히 유산소 운동이 이러한 신경 세포 성장을 자극한다는 것이다. 특히, 기억력 및 학습에 중요한 역할을 하는 뇌의 해마(Hippocampus)에 성장 잠재력이 있는 신경 세포가 풍부하다고 한다. 운동이 뇌 기능 강화에 도움이 되는 충분한 이유다.

실제 환자를 대상으로 조사한 많은 연구에서 운동이 알츠하이머병과 같은 치매의 발생 위험을 낮춘다고 보고하고 있다. 운동 같은 활동성이 신경계의 연결 회로인 시냅스의 가소성을 증진시키고, 자극 강도를 증가시켜 뇌 기능을 유지하게 함으로써 치매를 예방한다고 한다. 사람의 뇌는 나이가 들면서 자연스럽게 그 크기가 줄어들게 되는데, 특히 뇌인지 기능이 떨어지게 된다. 치매 환자의 경우 그 정도가 훨씬 심하게 나타난다. 이러한 뇌 위축의 지연 혹은 예방에 운동이 효과적이라는 연구 결과가 발표되고 있다.

운동이 뇌 건강에 도움이 되는 두 번째 메커니즘은 심혈관계 기능 강화로 인한 간접적인 뇌 보호 효과다. 뇌는 풍부한 혈액을 공급받는 장기로 우리 몸에서 가장 많은 에너지를 소모한다. 그러다 보니 고혈압이나 고지혈증은 뇌혈류 공급에 치명적인 결과를 초래할 수 있다. 고혈압은 성인 남자의 뇌출혈 원인 중 가장 높은 위치를 차지한다. 고지혈증은 동맥경화의 원인이 되는데 그중 뇌혈관에 생기는 동맥경화는 심각한 뇌 손상을 유발하기도 한다. 하지만 고혈압이나 고지혈증은 운동을 통해 충분히 예방할 수 있다.

부작용 없는 피부 노화 방지제

이 정도면 의사들이 왜 그렇게 운동하라고 하는지 이해가 될 것이다. 게다가 운동은 피부에도 좋다. 그냥 하는 말이 아니다. 여기에도 과학적인 이유가 있다.

첫째, 운동은 피부 노화 방지제다. 운동이 우리 몸을 건강하게 하는 기본적인 메커니즘 중 하나는 '혈류량 증강'이다. 이렇게 늘어난 혈류는 피부에도 영향을 미치는데 궁극적으로는 피부에 충분한 산소와 영양분을 전달하고, 피부의 유해 활성산소나 노폐물을 빠르게 없앤다. 피부는 특히나 산화 스트레스(Oxidative Stress)가 심한 곳에서 유해 활성산소의 발생이 많이 일어난다. 이러한 유해 활성산소는 피부 건강을 해치는 주범 중 하나다. 운동을 통해 유해 활성산소를 빠르게 없앨 수 있을 뿐만 아니라 피부 노화를 늦출 수 있다.

둘째, 피부 주름과 손상을 막는다. '스트레스 호르몬'이라고도 불리는 코르티솔은 많이 나오면 피지와 뾰루지가 증가하고 피부 탄력을 담당하는 콜라겐을 파괴하는 등 피부 손상과 주름을 가져오는 대표적인 호르몬이다. 이때 스트레칭 및 유연성 운동을 하면 코르티솔이 줄어들어 피부에 주름이 생기고 상하는 것을 막아준다.

셋째, 운동하면 피부에 광이 난다. 운동하다 보면 "혈색이 좋아졌다"는 말을 듣게 되는데 보기에만 그런 것이 아니라 실제로도 그렇다. 혈액순환이 활발해져 피부가 맑아지고, 피부세포에 산소를 구석구석 잘 전달하여 피부가 고르게 건강해진다.

넷째, 피부에 탄력이 생긴다. 운동을 열심히 하면 근육, 혈관 신경을 보호하고 감싸는 근막을 단단하게 만들 수 있다. 근막이 단단해져야 피부도 탄탄해 보인다. 게다가 근육은 지방보다 밀도가 높아 근육량이 늘어나면 피부 탄력 역시 좋아진다. 운동한 사람의 피부가 더 탄력 있어 보이는 이유다.

끝으로 운동할 때 나오는 땀이 피부에 안 좋다는 말은 우리 몸을 전혀 모르고 하는 소리다. 최근 연구 결과를 보면, 땀은 피부 표면의 대장균과 황색포도상구균을 제거하는 천연항균제 역할을 한다. 게다가 땀은 모공을 열어주고, 체온을 조절해주며, 혈액순환을 원활하게 해 축적된 노폐물을 효율적으로 제거하기 때문에 결과적으로 피부를 좋게 만든다.

나이보다 젊어 보이는 사람 중 운동을 안 하는 사람은 없다고 봐도 좋다. 나이가 들수록 아름다움과 젊음은 점점 더 같은 뜻으로 쓰인다. 꾸준한 운동이 세포의 노화를 막아 우리 몸이 실제로 나이 먹는 것을 늦춰주고, 피부가 좋아지니 나이보다 젊어 보일 수밖에 없다.

만성질환을 막는다

만성질환은 유전적 요인, 환경적 요인 혹은 나쁜 생활 습관 때문에 발생한다. 전염성은 없으나 장기간에 걸쳐 서서히 진행되는 질환으로 정의된다. 2016년 통계에 의하면, 세계적으로 사망 원인 중 약 72퍼센트가 만성질환 때문이라고 한다. 그리고 이러한 만성질환에는 우리가 잘 아는 비만, 암, 심혈관계 질환, 당뇨, 뇌졸중 등이 포함된다.

그렇다면 운동은 어떻게 만성질환을 예방하는 데 도움이 될까? 1983년 통계 작성 이래 36년째 한국인 사망 원인 1위를 차지하고 있는 암을 대표적으로 살펴보자.

미국국립보건원(National Institutes of Health, NIH) 자료에 따르면, 운동이 다양한 암들의 발병 위험을 낮춘다고 한다. 그중에서도 강력한 의학적 증거에 기반해 위험도가 감소하는 암들로는 유방암, 대장암, 식도암, 신장암,

운동이 암의 발병 위험을 낮춘다

종류	운동으로 인한 위험도 하락
방광암	13~15퍼센트
유방암	12~21퍼센트
대장암	19퍼센트
자궁내막암	20퍼센트
식도암	21퍼센트
신장암	12퍼센트
위암	19퍼센트

위암 등이 있다. 이 암들은 적게는 12퍼센트에서 많게는 20퍼센트 이상까지 운동으로 인한 암 발생 위험이 감소하는 것으로 나타났다. 수치는 낮지만 폐암, 혈액암, 전립선암, 갑상선암, 간암 및 직장암도 운동으로 발생 위험이 줄어든다는 연구 결과가 있다.

그렇다면 운동은 어떤 생물학적 효과로 암 발병 위험을 줄이는 걸까? 여러 근거가 있지만, 대표적인 이유 몇 개만 설명해보겠다. 일단 운동은 체내 면역체계를 강화한다. 우리 몸의 면역체계는 세균이나 바이러스의 증식을 막을 뿐만 아니라 암세포를 초기에 없애는 기능이 있다. 게다가 운동은 담즙(간에서 만들어지며 소장으로 배출되어 지방의 소화를 돕는 역할을 함)의 대사에도 영향을 끼친다. 담즙이 대장 안에 오래 있을 경우 발암 물질로 작용할 수 있는데, 이때 대장암의 위험도가 크게 증가한다. 운동은 담즙의 대사 과정을 촉진시켜 위험도를 줄여준다. 더불어 운동은 혈중 인슐린 농도가 급격히 상승하는 것을 막으며 암의 발생과 진행을 돕는 에스트로겐과 같은 성 호르몬이나 성장 인자들을 낮추는 효과가 있다. 따라서 운동은 특히 유방암과 대장암 예방에 많은 도움이 된다. 나아가 중강도의 유산소 운동은 암 치료를 받는 환자의 불안감, 우울감, 피로감을 줄여 삶의 질을 높일 뿐만 아니라 건강한 마음 유지에도 효과적이다.

자존감과 에너지 레벨을 높여준다

운동이 주는 중요한 역할이 하나 더 있다. 육체뿐 아니라 정신적으로 건강한 삶을 위해서도 운동은 필수다. 운동은 자존감을 높여준다. 자존감이란 자신을 존중하고 사랑하는 마음으로, 내가 바라보고 평가해서 판단한 내 모습을 뜻하는 말이다. 즉, 나는 어떤 사람이고, 얼마나 사랑받을 자격이 있고, 소중한 존재인지를 스스로 자각하는 것이다. 자존감은 자기 믿음을 바탕으로 한 지속적인 삶의 에너지이며 도전적인 목표를 향해 나아가게 하는 삶의 원동력이다. 자존감이 높은 사람은 보다 긍정적이며 행복한 삶을 영위할 수 있다.

그러나 정신적 스트레스로 인해 많은 현대인이 낮은 자존감으로 괴로워한다. 자존감을 높일 수 있다는 조언이 가득한 자기계발서가 베스트셀러 상위권을 차지하고, 여러 가지 상담 치료나 멘토링 프로그램이 다양하게 운영되는 것을 보면 현대인들이 자존감을 얼마나 중요시하는지, 하지만 그 자존감을 높이기가 얼마나 어려운지 가늠해볼 수 있다.

최근 여러 연구에서 운동이 자존감을 높일 수 있는 중요한 방법임이 밝혀졌다. 앞에서 언급한 바와 같이 자존감은 내가 바라보는 나의 모습이다. 운동을 통해서 얻어지는 나의 모습은 자연스럽게 건강한 자아로 자리 잡는다. 실제로 꾸준히 운동을 하면, 타인에게 내 모습도 매력적으로 보인다. 다른 사람들의 시선은 자연스럽게 나의 자존감을 높여주는 역할을 한다. 또한 운동은 심리적으로 불안감이나 우울감을 낮추는 효과도 있는데, 심리적인 안정감 또한 자존감을 높이는 데 도움이 된다.

자존감이 높은 사람들은 활동적이고, 일상생활에서 활력이 넘치며, 다양한 사회적 관계에서 자신 있고 긍정적인 모습을 보인다. 흔히 말하는 에너지 레벨(Energy Level)이 높다. 의학계에서는 '비활동적인 성향은 조용한 살인자(Inactivity is a silent killer)'라는 말을 한다. 에너지 레벨이 낮은 사람들은 활동성이 낮아 서서히 건강이 망가지고 결국 죽음에 이를 수 있다는 무서운 뜻이다. 당신은 비활동적인 사람인가? 그렇다는 생각이 조금이라도 든다면 지금 당장 운동을 시작해보길 권한다. 운동을 통해 자존감과 에너지 레벨을 높이고, 건강한 당신의 모습을 찾길 바란다.

반복된 성취감을 통해 행복해진다

성취욕은 인간에게 가장 기본적이고 강력한 욕구다. 그러므로 이 욕구가 충족되지 못하면 불만족과 고통이 커질 수밖에 없다. 성취감의 결핍은 열등감, 시기, 불안, 우울함, 무기력, 분노를 동반하고 대인관계와 사회생활을 위축시킬 수 있다. 따라서 성취감은 목표 달성을 위해서, 또 건강하고 행복한 삶을 위해서 반드시 필요하다.

문제는 우리 주위에서 성취거리를 찾기가 쉽지 않다는 것이다. 예를 들어, 대부분 직장이 수평적 조직문화를 추구하면서 직급체계를 단순화했다. 모두가 아는 바와 같이 임원이 되는 것은 하늘의 별따기니 빼자. 부장이라는 직급이 사라진 회사에서 대부분의 평사원은 그만둘 때까지 몇 년에 한 번 있을까 말까 한 승진으로 직업적 성취를 얻는다.

이처럼 거창한 직업적 성취만이 아니라 소소한 성취감을 맛볼 수 있는 기회도 점점 줄어들고 있다. 사람만 할 수 있던 일이 이제는 거의 모든 영역에서 기계나 인공지능으로 점점 대체되고 있기 때문이다.

이때 운동은 좋은 해결책이다. 오늘날 운동만큼 좋은, 또 이토록 경제적인 성취거리를 찾기란 어렵다. 그 이유에 대해 살펴보자.

첫째, 운동은 결과가 바로 나온다. 보디빌딩은 최소 몇 달 넘게 해야 효과가 있을 거라는 부담에 엄두를 내지 못하는 경우가 많다. 하지만 걱정할 필요 없다. 보디빌딩 효과는 운동 끝나자마자 옷 갈아입을 때부터 나타난다. 해본 사람은 안다. 운동 끝나고 거울에 비친 자신의 몸을 감상해보면, 분명 오늘 운동한 부위가 아주 조금이라도 좋아진 것을 느낄 수 있다. 게다가 바쁜 와중에 운동한 자신이 대견스럽게 느껴진다. 그 성취감을 날마다 마음껏 만끽해도 좋다.

둘째, 운동으로 내 몸을 건강하게 만드는 일은 어떤 기계도 인공지능도 대신해줄 수 없다. 오직 나만 할 수 있다. 다가올 미래에 더욱 의미가 큰 성취거리일지 모른다.

셋째, 성취를 위한 운동은 실패할 수 없다. 우리는 운동으로 통증이 줄고 몸이 좋아져야 성취감을 느끼고 행복해진다고 생각한다. 그러나 사실 우리는 목표를 세우고 운동하기로 마음먹은 순간부터 성취감을 맛볼 수 있다. 목표를 정하고 계획하는 일이 저절로 되지 않는다. 운동하기로 결심하고 시작한 것 자체가 성취다. 실패하려야 실패할 수 없다.

통증 치료 측면에서도 운동의 성취 효과는 크다. 병원에서 치료받아 병을 고쳤을 때 성취감을 느끼긴 어렵다. 내가 아니라 의사가 고쳐준 것이기 때문이다. 지긋지긋한 통증에서 벗어났으니 그걸로 다행이라 생각할 수 있지만 딱 거기까지다.

그러나 운동은 다르다. 운동함으로써 통증이 사라지는 효과를 얻으면 스스로 해냈다는 보람을 느낄 수 있다. 내가 운동해서, 건강한 몸을 만들어 통증에서 벗어난 것이다. 꾸준히 성실하게 때론 귀찮아도 참고 운동해서 성과를 거둔 자신이 이토록 자랑스러울 수 없다. 그렇다고 최소 몇 개월 이상 운동해야만 이런 성취감을 느낄 수 있는 것도 아니다. 운동 요법은 하루만 해도 효과가 나타나기 때문에 잠시 시간을 투자해도 충분히 만족과 보람을 느낄 수 있다. 운동하길 잘 했고, 그날 하루 최소한 뭔가 한 일이 있다는 소소한 성취감을 맛볼 수 있을 것이다.

재미있는 사회 활동이다

앞에서 계속 언급한 바와 같이 운동이 육체 건강과 정신 건강에 모두 도움이 된다는 점은 너무나 명확하다. 하지만 그걸 알면서도 많은 사람이 운동을 하지 못하는 이유는 바로 지속의 어려움 때문이다.

사람들이 운동을 꾸준히 하기 어려워하는 이유 중 하나는 '재미가 없어서'다. 분명 이 책을 읽는 독자들 중에도 비슷한 경험을 해본 분들이 많을 것이다. 그래서 나는 그룹 운동을 추천한다. 그룹 운동을 하면 구성원들 간에 유대감이 생기고, 서로에게 보내는 격려와 성원 속에서 지속적으로 운동에 참여할 수 있게 된다. 또한 운동을 같이하면서 보이지 않는 경쟁이 당신을 보다 활동적인 사람으로 변화시킬 수도 있다.

최근 우리 사회의 운동 문화 중에 크게 자리 잡은 것이 20~30대 직장인들 사이에서 퍼지고 있는 크루(Crew) 문화다. 대표적인 것이 '러닝 크루'다. 달리기를 의미하는 '러닝(Running)'에 조, 모임 등을 의미하는 '크루'가 붙은 말로 여러 사람이 같은 장소와 시간에 모여 함께 달리기를 하는 동호회라고 보면 된다. 주로 한강 변이나 공원에 모여 뛰는데 일반적인 동호회와 달리 뒤풀이 없이 운동이 끝나면 바로 해산하는 경우가 대부분이라고 한다.

달리기뿐만이 아니다. 테니스, 탁구, 배드민턴 등 다양한 사람들과 즐길 수 있는 수많은 동호회가 매일, 매주 열리고 있다. 이러한 재미에 빠져보는 것은 어떠한가? 당장 혼자 운동하기가 어렵다면 스마트폰을 열고 몇 번의 검색만 해보시라. 운동과 재미있는 사회 활동은 그리 멀리 있지 않다.

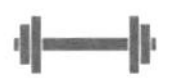

몸의 시간을 되돌리고 싶다면 운동에 주목하라

: 우리는 모두 문명의 질병에 시달리고 있다

오늘날 대부분의 사람이 앉아서 생활한다. 혹시 하루에 몇 시간이나 앉아 있는지 시간을 재본 적이 있는가? 일반적인 사무직에 종사하는 직장인이라면 점심시간을 제외하고도 하루에 평균 8시간을 앉아 있게 된다. 따지고 보면 밥도 앉아서 먹기 때문에 8시간 이상이라고 볼 수 있다.

장시간 의자에 앉아 있는 생활이 흡연, 당뇨, 심질환보다도 건강에 더 나쁘다는 연구 결과를 많이 들어봤을 것이다. 가만히 앉아서 생활하는 습관을 가진 사람은 운동을 꾸준히 한 사람보다 사망 위험이 다섯 배 높고, 이는 흡연자의 사망 위험보다 세 배나 더 높은 것이라는 연구 결과도 있다. 아니, 큰 병에 걸린 것도 아니고 흡연과 음주를 하는 것도 아닌데 사망 위험이 더 높다니 조금 억울할 법도 하지만 오늘날 우리는 모두 같은 문명의 질병에 시달리고 있다는 사실을 알아야 한다. 이 질병의 다른 이름은 바로 '신체 활동의 감소'다.

현생 인류는 부지런히 몸을 움직이며 사는 데 가장 적합하도록 진화한 종이다. 쉴 새 없이 몸을 움직여야만 간신히 먹을 것을 구해 살아남을 수 있었기 때문이다. 인류는 초창기 수렵채집 사회부터 농경 사회에 이르기까지 먹고, 입고, 잘 곳을 마련하기 위해 쉴 틈 없이 움직이며 살아야 했다. 그러다 산업혁명을 거치고 20세기에 들어서면서 기본적 의식주를 해결하는 데 필요한 신체 활동이 크게 줄어들었다. 더 이상 수렵과 채집을 하지 않아도 편안히 의식주를 해결할 수 있게 된 것이다. 신체 활동의 감소는 인간에게 심각한 문제를 가져왔는데, 그건 우리 몸이 몇 만 년 동안 활발하게 움직이는 데 가장 적합하도록 진화해왔기 때문이다. 이에 대해 조금 더 자세히 살펴보자.

체중 관리가 그토록 어려운 이유

신체 활동의 감소는 우리 몸에 불리하게 작용하기 시작했다. 끊임없이 힘쓰고 뛰어다녀야만 하는 환경에 맞춰 진화한 인간의 몸과 달리 우리의 신체 활동은 점점 줄어들고 있다. 이러한 생활방식의 부조화는 현대인을 괴롭히는 수많은 질병의 근본 원인이 되었다. 오랜 세월 진화해온 우리 몸의 특성과 환경의 부조화 때문에 생기는 질환을 불일치 질환(Mismatch Disease)이라고 부르는데 예를 들어보겠다.

대부분의 비만 관련 질환은 생활방식의 부조화가 원인이다. 수렵채집에 의존하던 시절엔 먹을 것을 언제 구할 수 있을지 알 수 없었고, 저장이 불가능하니 모아놓고 없을 때를 대비하기도 어려웠다. 이렇게 힘든 환경에서 살아남기 위해선 당분과 지방이 풍부한 고칼로리 음식을 기회만 생기면 있는 대로 다 먹어 치워야 했고, 남은 에너지를 조금이라도 더 많이 지방으로 바꿔 저장하는 것이 유리했다. 덕분에 당분과 지방에 대한 강렬한 식탐과 소화 능력, 지방 축적 능력을 가진 사람이 더 오래 살아남아 자식을 남기는 데 성공했다. 우리 모두는 이들의 후손이며 이런 특성을 그대로 지니고 있다. 진화적 관점에서 보면, 우리는 모두 기름진 치킨과 달콤한 디저트에 열광하고 야속할 정도로 쉽게 살이 찌는 비만 유전자를 가진 셈이다.

그리고 지금은 인류 역사상 그 어느 때보다 달고 기름진 음식이 풍족한 세상이다. 게다가 먹을 것을 구하기 위한 신체 활동은 0에 가깝다. 먹을 것이 없을 때를 대비해 우리 몸은 지방을 잘 쌓도록 만들어졌는데, 지방을 쓸 일이 없으니 어떻게 되겠는가? 게다가 인류는 몸에 지방을 이렇게 많이 가져본 적도 없었고, 진화를 통해 비만에 적응할 시간도 없었다. 체중 관리가 그토록 어려운 이유는 수백만 년 동안 진화한 사람의 생물학적 본성에 어긋나서다.

각종 비만 관련 질환을 포함해 요통, 평발, 변비, 당뇨병, 근시, 뇌졸중, 치매, 알레르기, 심장병 등 만성질환이나 기능장애는 진화적 불일치가 낳은 대표적인 문명의 질병이다. 과학기술의 발달로 인류가 환경을 바꾸는 속도는 더욱 빨라지고 있지만, 우리 몸이 환경에 적응하고 진화하는 데 걸리는 시간은 거의 그대로이므로 진화적 불일치를 줄이는 것은 어쩌면 불가능한 일인지도 모른다. 지금도 계속해서 새로운 불일치 질환이 등장하고 있으며, 불일치 질환이 미래 인류의 건강에 가장 큰 위협이 되리라는 전망도 있다. 그렇다면 이러한 불일치 질환에 대처할 방법은 전혀 없는 것일까?

가장 확실한 방법은 다름 아닌 불일치 자체를 없애는 것이다. 수렵채집 사회로 회귀할 수는 없으니 지금의 문명을 누리되 과거 우리의 조상들이 그랬던 것처럼 신체를 되돌릴 필요가 있다. 쉽게 말해 몸을 왕성하게 움직이라는 이야기다. 이제는 더 이상 먹을 것을 구하기 위해 움직일 필요는 없지만, 우리 몸의 '생물학적 설계'에 맞춰 살려면 운동을 해야만 한다.

만들어진 대로 살지 않으면 결국엔 지금과 같은 불일치 질환에 맞닥뜨릴 수밖에 없다. 신체 활동의 결핍은 현대인 건강에 가장 큰 위협이다. 운동 요법은 통증에 효과가 있을 뿐 아니라 신체 활동의 결핍을 해결해준다는 것 자체만으로도 해볼 이유가 충분하다.

: 건강한 삶을 방해하는 스마트폰 중독

몇 년 전부터 '스마트폰 디톡스' '디지털 디톡스'라는 말이 퍼지고 있다. 스마트폰을 비롯한 디지털 기기의 사용을 줄이고 독서나 산책 같은 다른 활동들로 심신을 치유하고자 하는 움직임인데 의학계와 체육계에 종사하는 사람으로서 아주 바람직하다고 생각한다.

21세기 신물문인 스마트폰이 우리에게 완전히 새로운 세계를 만날 수 있게 해주었다는 데는 의심의 여지가 없다. 하지만 스마트폰은 현대인들에게 치료하기 힘든 또 다른 고질적 통증도 함께 선물해주었다. 오늘날 거북목, 경추부 두통, 목 디스크 등을 일으키는 주범이 바로 장시간의 스마트폰 사용이다. 과거 목 디스크 같은 질병이 중·장년층의 전유물이었다면 최근에는 20~30대의 젊은 층에서 환자가 폭증하고 있다.

목 디스크 같은 질환뿐만이 아니다. 시력 저하, 집중력 및 기억력 저하, 수면 방해 등 과도한 스마트폰 사용이 불러오는 악영향은 점점 늘면 늘었지 줄지 않고 있다. 그렇다고 스마트폰을 아예 안 쓰고 살 수는 없으니 결국 스스로 잘 관리해야 한다는 이야기인데, 말처럼 쉽지 않다. 오죽하면 스마트폰 중독이라는 말까지 생겼을까. 우리는 꼭 쓸 일이 없는데도 말 그대로 '습관적으로' 스마트폰을 손에 쥐고 산다. 모바일 잠금 화면 서비스 NBT 설문조사에 따르면, 우리나라 성인 하루 평균 스마트폰 사용 횟수가 평균 약 90회에 이른다고 한다. 우리 몸을 상하게 만드는 이러한 지나친 스마트폰 사용 습관을 어떻게 하면 고칠 수 있을까?

나쁜 습관을 운동으로 대체한다

본래 습관이란 한번 들기 시작하면 좀처럼 바꾸기 어렵다. 우리 뇌는 현 상태를 계속 유지하는 쪽으로 생각하고 행동하는 경향이 있기 때문이다. 아무리 의지가 강하다고 해도 관성 때문에 습관을 없애는 것은 불가능에 가까운 일이다. 이렇듯 인간 본성과 싸워야 하는 일은 언제나 가성비가 낮다. 그래서 습관이 된 나쁜 행동을 고치고 싶다면 본성과 싸우기보다 좋은 습관으로 대체하는 것이 좋다.

예를 들어, 담배를 끊기 위해 식사 후 담배 피우고 싶다는 생각을 참기만 할 게 아니라 껌을 씹거나 양치질하는 습관을 들이는 것이 효과적이다. 이와 비슷하게 스마트폰을 아예 안 할 수는 없겠지만 상당 부분은 다른 습관으로 바꿀 수 있다.

그중 운동으로 대체하면 좋을 만한 것들도 있다. 우리가 일하다 말고 수시로 스마트폰을 확인하는 이유는 뭘까? 뇌가 심심해서 딴짓하고 싶을 때마다 스마트폰을 집어 드는 행동이 습관이 되었기 때문이다. 더 심각한 문제는 이러한 스마트폰 중독을 스스로 인지하지 못한다는 데 있다. 한번 습관이 들면 누구보다 강한 의지를 가진 사람이라도 스마트폰을 안 보고 일에 집중하기가 쉽지 않다. 그렇다면 어떻게 해야 할까?

'딴짓하고 싶은 마음'에서 비롯된 스마트폰 만지는 행동을 다른 행동으로 대체해야만 한다. 다른 생각을 아예 안 하는 것은 불가능에 가깝다. 하지만 스마트폰이 아닌 다른 딴짓을 찾으면 쉽다. 이왕 딴짓할 거, 생산적이면서 통증도 줄여주고 몸도 건강해진다면 금상첨화가 아니겠는가.

컴퓨터로 작업하다가 스마트폰 쪽으로 고개를 돌려버렸다면, 억지로 일에 집중하려고 애쓰기보다 이미 움직이기 시작한 목을 그대로 한 바퀴만 더 돌려보자. 이왕 움직였으니 반대 방향으로도 한 바퀴 더 돌려보자. 내친김에 가벼운 목 스트레칭(5장 참조)이나 운동을 해보는 것도 좋겠다. 이 정도 스트레칭은 대략 30초에서 길어야 1분이면 끝난다. 그러고 나서 이제 하던 일로 돌아가자. 일단 거북목의 원흉이 되는 스마트폰 보는 횟수를 줄였고, 컴퓨터 앞에 쭈그리고 앉아 굳어 있던 목도 풀어주니 몸에 좋은 것은 물론이다. 목 뒤도 시원하고 기분 전환도 되는 데다 딴짓을 좀 하긴 했지만 흐름이 끊기지 않고 하던 일로 돌아갈 수 있다. 일에 방해가 되는 것이 아니라 오히려 도움이 된다.

카카오톡을 잠깐 확인하려다가 나도 모르게 스마트폰에 빠져들어 시간을 보내는 경우와 한번 비교해보라. 가벼운 스트레칭이나 운동을 습관으로 만드는 것은 거저 되는 일이 아니다. 하지만 스마트폰의 유혹을 꾹꾹 참는 것보단 운동으로 대체하는 것이 훨씬 쉽다. 일단 스마트폰을 확인하는 90번 중에 딱 10번만 스트레칭으로 행동을 바꿔보면 어떨까.

: '꿀잠'의 기적을 원한다면 운동만이 답이다

우리나라는 오래전부터 잠에 대해 부정적으로 생각했다. 잠의 중요성에 관한 연구와 관련 지식이 많이 알려진 지금도 우리 사회는 잠을 게으름과 연결 지어 생각하곤 한다. 잠을 충분히 자는 것과 성실, 능력, 성공 이런 단어들은 어울리지 않는다고 여긴다.

우리나라는 명실상부한 수면 부족 국가다. 한국인이 실제 자는 시간을 살펴보면 매우 부족하다. OECD 통계에 따르면, 한국인의 평균 수면 시간은 7시간 41분으로 회원국 중 가장 짧다. 회원국 평균인 8시간 22분과 비교해도 30분 이상 덜 잔다. 한국 갤럽 조사 결과는 OECD 조사보다 1시간도 넘게 더 짧은 6시간 24분에 불과하다. 수면 전문가가 일반적으로 권장하는 성인 수면 시간인 7~9시간보다 많게는 3시간 가까이 짧다. 당연히 잠이 모자란다고 느낄 수밖에 없다. 프랑스 시장조사 업체인 입소스(Ipsos)가 세계 20개 나라의 국민 수면 시간을 조사한 결과, 우리나라 국민이 가장 부족하다고 느끼는 것으로 나타났다. 수면 부족 분야에서 당당히 1위를 차지한 것이다.

우리나라 사람들의 수면 시간이 이렇게 짧은 이유는 물론 워낙 바쁘고 여유가 없는 탓이다. 그렇지만 적게 자는 것을 미덕으로 여기고 잠을 줄여야 성공한다는 사회 문화와 잠 좀 모자라도 안 죽는다는 수면의 중요성에 대한 이해 부족이 진짜 이유다. 그러니 해야 할 일이 많아 시간이 부족해지면 만만한 잠부터 줄인다. 하지만 잠은 여유가 있어서 하면 좋은데, 바쁘면 좀 덜해도 괜찮은 사치성 여가활동이 아니다. 잠은 시간이 없으면 '시간을 만들어서라도 반드시 해야 하는 일'이다. 건강하고 행복하게 살고 싶다면 말이다.

잘 시간이 없는 것도 문제지만, 막상 잘 자고 싶어도 잠들지 못하는 것도 문제다. 국민건강보험공단의 2016년 조사에 따르면, 건강보험 가입자 중 불면증으로 요양 기관에 방문한 인원이 54만 1958명으로 2012년보다 14만 명 가까이 늘었다고 한다. 겨우 4년 사이에 35퍼센트 급증한 것이다. 불면증을 겪고 있다는 응답자가 40퍼센트에 육박하는 조사 결과도 있다.

다음 날 늦어도 7시엔 일어나야 하는데, 자정이 다 되어도 잠은 오지 않으니 밤마다 쫓기는 기분이다. 간혹 잘 잔다고 말하는 사람을 만나면 그렇게 부러울 수 없다. 베개에 머리만 대면 잠이 든다니 얼마나 좋을까? 이렇게 원할 때 잠들고 짧고 굵게 숙면하고 싶은 욕구가 더욱 커지고 있다.

숙면에 대한 관심이 높아지면서 '꿀잠'을 돕는 수면 용품 시장도 커지고 있다. 잠을 뜻하는 슬립(Sleep)과 경제를 뜻하는 이코노미(Economy)를 합한 '슬리포노미'라는 신조어가 생길 정도로 이제 잠은 하나의 산업이 되었다. 삼성경제연구소는 2019년 국내 수면 시장 규모가 2조 원을 넘어섰다고 추정했다. 이는 2012년 5000억 원에서 네 배 이상 성장한 것이다. 너도나도 꿀잠을 위해 이렇게나 돈을 쓰고 있다는 사실이 슬프기만 하다.

운동은 최고의 불면증 치료제

그런데 이렇게 수면 관련 상품이 점차 다양해지고 시장이 계속 커지는 것이 불면증 감소를 의미하지는 않으니 더욱 슬픈 일이다. 특별히 효과 있는 상품이 없으니, 이 약도 써보고 저 약도 써본다. 여태까지 써본 방법이 크게 도움이 안 되니, 효과 좋다는 새로운 수면용품만 나오면 귀가 솔

깃해진다. 자는 시간은 줄이고 잠의 질은 높이는 손쉬운 해결책에 대한 욕구는 커지는데 딱히 그런 묘약이 없으니 새로운 약과 용품만 늘어나고 수면 산업만 커지는 상황이다.

상황이 이렇다 보니, 운동 요법의 장점으로 쉽고 깊게 잠드는 데 큰 도움이 된다는 것을 빼놓을 수 없겠다. 아직 운동 요법을 실행해보지 않은 사람이라면 효과가 생각보다 더 좋을 것으로 기대한다. 세상에 셀 수도 없이 많이 나와 있는 불면증 치료 및 해결법에 '적당한 운동'이 빠져 있는 경우는 본 적이 없다. 그만큼 효과가 확실한 방법이라는 뜻이다.

운동해서 지치면 회복하기 위해 자연스럽게 잠이 오는 것이 우리 몸의 이치다. 정신노동을 많이 해서 찌든 것과 몸이 피곤한 것은 다르다. 충분히 움직여 몸이 피로를 느끼게 만들어야 한다. 운동하면 짧은 시간에 골고루 몸을 쓸 수 있다. 또한 운동을 했을 때 수면 호르몬인 멜라토닌(Melatonin)이 나오는 것은 운동이 왜 수면에 효과적인지 설명하는 의학적 증거 중 하나다. 운동은 엔도르핀의 분비를 증가시켜 스트레스와 긴장을 완화해준다. 적당한 운동은 쉽게 잠들 수 있게 할 뿐만 아니라 더 깊게 잠들도록 도와준다. 이러한 사실은 많은 스포츠 의학 연구 결과를 통해 이미 증명되었다. 숙면하는 데 운동만큼 저렴하고 효과 좋은 보약도 없다.

운동 요법은 수면의 양과 질 향상을 통해 통증을 줄여주는 직접 효과만큼이나 중요한 간접 효과가 있다. 바로 통증의 약화다. 수면과 통증은 서로 밀접하게 영향을 주고받는다. 숙면은 피로 해소를 도울 뿐만 아니라, 몸에서 만드는 진통제라고 불리는 엔도르핀과 같은 호르몬 분비를 촉진한다. 또한 최근 존스홉킨스의대에서 수면 질이 낮은 사람들은 통증과 관련된 뇌의 다양한 영역에서 엔도르핀이 적게 분비된다는 사실을 발견했다.

적당한 운동은 통증을 줄여주고 잠도 더 잘 잘 수 있게 도와준다. 더 잘 자니, 아픈 데 없이 상쾌하고 힘이 난다. 그래서 운동할 기운도 생긴다. 운동, 수면, 상쾌한 몸의 선순환이 이뤄지는 것이다.

: 단단한 마음을 갖고 싶다면 몸을 단련하라

최근 들어 정신건강의학과에 방문하는 환자들이 늘어나고 있다. 초중고생을 포함해 성인들도 마찬가지다. 경쟁이 치열해지고 대처하기 어려운 상황들이 늘어나면서 어른, 아이 할 것 없이 스트레스로 인한 우울증을 호소하는 사람들이 많아졌다.

'마음의 감기'라는 말처럼 우울증은 누구에게나 찾아올 수 있다. 하지만 '이러다 말겠지' 싶어 그대로 둔다면 자살 같은 더 큰 문제로 이어질 수도 있다. 우리나라는 OECD 통계에서 10년 넘게 자살률 1위를 놓친 적이 없는 심각한 스트레스를 겪는 국가이기에 우울증 문제를 쉽게 넘겨서는 안 된다. 살고 싶지 않을 만큼 우울함과 정신적 어려움을 겪는 사람이 그 어느 때보다 많고 점점 늘어나고 있다는 것은 우리나라가 직면한 가장 큰 고통이자 문제다. 고통을 줄이기 위해서는 지금 당장 뭐라도 해야 한다.

정신의학에서 말하는 우울한 상태란 일시적으로 기분만 저하된 상태를 뜻하는 게 아니다. 생각, 사고과정, 동기, 의욕, 관심, 행동, 수면, 신체 활동 등 전반적인 정신 기능이 지속적으로 떨어져 일상생활에도 악영향을 미치는 상태를 의미한다. 우울증은 마음뿐만 아니라 몸도 아프게 만든다.

우울증이 이토록 괴로운 이유는 모든 자극을 더 아프게 만들기 때문이다. 우울조울병학회 조사 결과에서도 주요우울증(MDD) 진단 환자 90퍼센트 이상이 두통, 흉통, 근육통, 요통 등으로 고통받는다고 나왔다. 우울증에 걸리면 마음은 물론이고, 몸에 문제가 생겼을 때도 훨씬 더 강한 통증을 느낀다. 이런 통증 악화는 마음의 병 때문에 생기는 환각이나 상상이 아니다. 우울증은 진짜로 몸에 더 큰 통증을 일으킨다. 통증은 뇌가 이성적, 객관적으로 판단하는 것이 아니라 감정적, 주관적으로 느끼는 것이기에 우울증에 걸린 사람은 통증 자극에 대해 감정적 뇌가 더욱 활발하게 반응한다. 그 결과 자극은 같아도 통증은 더 크다.

또한 우울증이 있으면 진통제 역할을 하는 세로토닌과 노르아드레날린(Noradrenaline) 분비가 줄어들고, 뇌가 통증을 억제하려는 노력을 덜 하게 된다. 우울증 때문에 더 아프고, 아파서 잠도 잘 못 자고, 잠을 잘 자지 못하니 기운이 없고 무기력해지며 우울해진다. 끝나지 않는 악순환이다. 그러니 이 악순환의 고리를 끊기 위해서라도 운동은 필수다.

우울할수록 운동을 해야 하는 진짜 이유

우울증 치료에는 약물치료와 심리치료 같은 여러 방법이 있지만, 정신과에 대한 잘못된 인식 때문에 병원 방문이 쉽지만은 않은 게 현실이다. 다행스럽게도 최근 우울증 증상 완화에 운동이 약물치료나 정신치료에 가까운 치료 효과를 보인다는 연구 결과들이 나와 주목할 만하다.

최근 영국 국립보건임상연구소(The National Institute for Clinical Excellence, NICE)에서 시행한 연구에 의하면, 우울증 치료에 운동 요법이 항우울증제 치료법과 비슷한 성적을 보였다고 한다. 2013년에 이뤄진 연구 결과에서도 운동이 약물치료나 상담치료와 비슷한 치료 효과를 보였고, 치료를 전혀 받지 않은 경우에 비해 운동이 우울증 치료에 매우 효과적이었다고 한다.

이렇듯 운동은 우울증 치료에도 특효약이다. 우울증 때문에 나타나는 거의 모든 문제가 운동으로 좋아질 수 있다. 그렇다면 운동은 대체 어떤 메커니즘으로 우울증 치료에 도움이 되는 것일까?

여러 연구 결과에 의하면 운동이 약물과 비슷한 기전으로 우울증 치료에 효과적이라고 한다. 즉, 운동을 하면 세로토닌 및 노르에피네프린의 효용성 증가, 시상하부-뇌하수체 활성화 및 전신적인 염증 감소 등이 일어나며 이러한 작용의 결과로 새로운 신경 세포의 발달, 신경 세포 간의 시냅스 증가 및 뇌혈관계 발달 등이 이뤄진다는 것이다.

쉽게 다시 설명하면 이렇다. 첫째, 우울증에 빠지면 그야말로 우울하고 불안하고 기분이 나쁘다. 이때 운동을 하면 뇌에서 천연 기분 전환 약물을 뿜어대기 때문에 불안감이 사라지고 기분이 좋아진다. 뇌에서 나오는 천연 기분 전환 약물로는 아편류(엔도르핀)도 있고 대마초류(엔도카나비노이드)도 있다. 부작용 없는 마약이다. 강도 높은 운동을 할수록 강렬한 효과를 느낄 수 있다.

둘째, 운동하면 우울증으로 감소한 세로토닌과 노르에피네프린 수치를 끌어올려, 통증은 줄어들고 몸과 마음에 의욕과 에너지가 생겨난다.

셋째, 운동은 적당하게 식욕을 돋워 건강한 식생활을 할 수 있게 도와준다. 우울증은 식욕을 엉망으로 만들어버린다. 아무리 먹어도 배가 고픈가 하면 아무것도 입에 댈 마음이 안 생기기도 한다. 이때 1시간 이내의 운동은 지방을 분해하는 카테콜아민의 분비를 촉진하기 때문에 우울증으로 고삐가 풀린 식욕을 잡아준다. 운동 후에 체온이 올라가는 것 역시 식욕 조절 중추가 있는 시상하부를 자극해서 지나친 식욕을 억제하는 역할을 한다. 반대로 먹기도 힘들 정도로 우울할 때 운동을 하면 신진대사가 활발해지고 스트레스가 줄어들며 욕구 호르몬인 도파민이 나와 식욕을 되찾을 수 있다.

이처럼 운동 요법으로 통증 악순환의 고리를 끊고 선순환을 이끈다. 스마트폰 중독 같은 몸에 해로운 습관을 바꿔주고, 잠을 잘 자게 해주고, 우울증을 줄여주는 간접 혜택까지 직접 혜택에 더해져 더욱 알찬 효과를 거둘 수 있다. '우울할수록 몸을 바쁘게 움직여라'라는 말을 들어봤을 것이다. 그냥 하는 소리가 아니다. 앞서 이야기한 것처럼 의학적으로 과학적으로 증명된 사실이다.

: 세균과 바이러스에 강한 몸이 된다

나는 지난 5년 동안 감기에 걸려본 적이 없다. 내가 나름 건강에 가지는 자부심 중 하나인데, 운동을 꾸준히 해온 것이 큰 영향을 미쳤다고 생각한다. 우리 몸의 면역계는 기본적으로 면역체계를 지키는 세포들이 담당한다. 이 세포들도 과연 운동으로 좋아질까? 이 질문에 대한 답은 '그렇다'다.

운동은 우리 눈에 보이지 않지만, 숨어서 열심히 우리 몸을 보호하는 면역계에도 긍정적인 영향을 미친다. 우리가 우리 몸을 지키는 중요한 방법은 역시 운동인 것이다. 운동이 우리 면역계에 미치는 긍정적인 영향을 들여다보자.

2020년 또 한 번의 바이러스 유행이 대한민국을 강타했다. 코로나바이러스감염증-19(COVID-19, 이하 코로나)다. 과거의 많은 바이러스에 비해 전 세계가 거의 전쟁 수준의 고통을 겪었다고 해도 과언이 아니다. 안타까운 이야기지만, 대한민국에서 이러한 바이러스 유행은 처음이 아니다. 2015년 여름, 우리는 중동에서 유입된 중동호흡기증후군(Middle East Respiratory Syndrome, MERS) 유행을 경험했다. 2009년에는 인플루엔자가 범유행했는데 이 바이러스 또한 미국, 유럽, 아시아로 빠르게 퍼졌다. 2002년 11월에는 중증급성호흡기증후군(Severe Acute Respiratory Syndrome, SARS), 즉 사스도 있었다.

이렇듯 우리는 예상할 수 없는 다양한 감염증에 노출되어 있으며 오늘날처럼 국제 교류가 활발한 시대에는 앞으로 같은 사례가 반복되지 않을 것이라 아무도 장담할 수 없다. 적절하고 합리적인 대처를 위해서 전염병을 조기에 감지하고, 전염병 확산을 막을 수 있는 의료 시스템의 구축 및 사회적 인프라 확립이 중요하다. 하지만 이에 대한 준비는 국가나 의료계 전체의 몫이며, 개인이 할 수 있는 일에 대해서는 따로 생각해볼 필요가 있다. 아마도 많은 사람이 질문에 대한 답을 짐작하고 있을 것이다. 바로 '면역력 증강'이다. 그렇다면 바이러스에 강한 몸은 어떻게 만들어질까?

면역력의 차이가 전부다

코로나를 포함한 바이러스 감염은 고연령층(특히 60대 이상)에서 감염률이 높고, 합병증이나 치사율도 높다는 점을 볼 때 면역력 수준이 중요하다는 사실을 짐작할 수 있다. 물론 면역력이 중요하다는 것을 모르는 사람은 없다. TV만 틀면 면역력에 좋다는 음식, 면역력 증진을 위한 건강 보조제나 건강 지식에 대한 소개가 난무한다. 약국에 가면 웬만한 비타민제나 건강 보조제의 효능에 면역력 향상은 거의 빠지지 않고 등장한다. 많은 국민이 TV에 나오는 이런저런 건강 프로그램을 통해 면역력 증진이 세균이나 바이러스 감염에 중요한 방어 기제라는 것을 알고 있기 때문으로 보인다. 하지만 음식이나 영양제는 흡수율도 매우 낮고 약에 따라 부작용을 일으킬 여지도 있어 효과 측면에서 좋다고 말하기 어렵다. 그 좋다는 음식과 건강 보조제도 이렇다면 면역력을 높일 다른 방법은 정말 없는 것일까? 넘쳐 나는 면역력 증진 방법 중에서 가장 효과적인 것은 무엇일까?

여기서 재미있는 연구 결과를 하나 소개할까 한다. 바로 운동이 면역력 증강에 도움이 된다는 사실이다. 2011년 스웨덴에서 흥미로운 연구 결과가 발표되었다. 매일 1시간 이상의 고강도 운동이 상기도(공기가 드나드는 길로, 콧구멍 또는 입에서부터 후두까지의 호흡기계 부분)의 감염 빈도를 낮춘다는 결과였다. 이외에도 다양한 연구들에서 운동이 상기도 감염의 빈도를 낮출 수 있다고 보고하고 있다. 게다가 운동이 선천 면역계(Innate Immune System) 및 후천 면역계(Acquired Immune System)의 면역 세포의 숫자 및 기능 변화에 모두 관련이 있다고 밝혀지기도 했다.

선천 면역은 선천성 면역, 비특이적 면역, 1차 방어 작용 등으로 불린다. 감염되기 전부터 우리 몸속에 존재하는 중성구, 대식세포와 같은 식세포, 단핵구 및 자연살해 세포, 피부 장벽, 항생 물질 등이 대표적이다. 조금 더 자세히 들어가 보자. 중성구는 백혈구 중 가장 많은 세포로 세균과 곰팡이 감염을 방어한다. 대식세포는 몸 안으로 침입한 세균이나 이물질, 세포의 시체를 잡아먹는 역할을 한다. 단핵구는 세균이나 이물질에 의해 손상을 입거나 염증이 생긴 곳으로 이동해 대식세포나 면역세포로 분화한다. 자연살해 세포는 독성을 보유한 림프구로 암세포나 바이러스에 감염된 세포를 없앤다. 즉, 모두 우리 몸을 보호하는 세포들이라고 할 수 있다. 운동으로 이처럼 우리 몸을 위해 힘쓰는 선천 면역계를 변화시킬 수 있다.

운동하고 나면 곧바로 백혈구의 숫자가 일시적으로 늘어나고 호산구의 대식 기능(박테리아 등을 잡아먹는 기능)이 향상된다. 운동 직후에는 자연살해 세포의 기능 역시 강화된다고 한다. 운동은 후천 면역계에서 중요한 역할을 하는 T 림프구에도 영향을 미치는데, 운동 직후에는 이 T 림프구의 기능이 일시적으로 감소한다. 이후 휴식을 취할 때 T 림프구의 기능은 다시 회복된다.

여기서 주의해야 할 점은 과도한 고강도의 운동은 오히려 면역력을 감소시켜 감염 위험률을 높일 수 있다는 것이다. 뭐든지 적당해야지 지나침은 모자란 것만 못하다.

예를 들면, 과도한 운동 뒤에 헤르페스바이러스 등의 잠복 감염이 재발하는 경우가 종종 있다. 하지만 꾸준한 중강도 운동은 면역 기능 향상에 장기적으로 도움이 된다는 연구 결과들이 대다수이니 크게 걱정할 필요는 없겠다.

적당한 운동의 긍정적인 효과는 고연령층뿐만 아니라, 암생존자(항암치료 후 완치된 환자) 및 후천성 면역결핍증(Acquired Immune Deficiency Syndrome, AIDS) 환자 등에서도 보고되었다. 꾸준한 유산소 운동을 한 고연령층에서 인플루엔자 바이러스에 대한 백신 효과가 그렇지 않은 군에서보다 좋았다는 연구 결과도 흥미롭다.

운동은 체내 지방을 감소시켜, 면역계에 간접적인 영향을 주기도 한다. 체내 지방은 저강도의 만성염증을 유발하는 것으로 알려져 있는데, 체내 지방이 줄어들면 T 림프구 신호 전달 체계가 개선돼 면역력이 높아진다.

운동은 우리 몸을 지키는 강력한 무기

운동을 하는 사람들은 바이러스에 노출되어도 병에 걸릴 확률이 평소에 운동하지 않는 사람보다 훨씬 낮다. 바이러스, 세균, 병원체의 공격에 우리 몸이 가만히 두고 보지 않는다. 우리 몸은 면역 체계를 활용해 적극적으로 방어에 나선다. 그리고 운동은 우리 몸의 면역력, 즉 방어력과 전투력을 강화해주는 가장 강력한 무기다.

코로나의 집단 감염은 격리와 봉쇄만으로 바이러스 접촉과 전파를 막는 데 한계가 있다는 것을 보여주었다. 아무리 완벽하게 막아도 빈틈이 없을 순 없다. 게다가 기업은 업무를 중단하고 학교는 개학을 미루는 등 모든 조직이 활동하지 않고 기능을 멈추는 것의 사회적 비용 또한 막대한 일이다. 경제, 사회적 희생이 너무 크기 때문에 바이러스를 피하려는 노력과 함께 바이러스가 침입하더라도 스스로 물리칠 수 있도록 준비하는 것이 가장 효과적이다.

앞으로 전염병은 계속 생겨날 것이다. 그럴 때마다 집에서 나오지 않고 혼자서 일하면서 아무도 만나지 않는 생활을 계속할 수는 없다. 백신은 전염병이 한바탕 휩쓸고 나서야 개발된다. 그러나 가장 쉽고, 효과도 강력한 방법이 있다. 바로 평소 즐겁게 땀내며 운동하고, 잘 씻고, 기분 좋게 자는 것이다.

면역 기능 강화를 표방하는 건강 보조 식품에 너무 의존할 필요가 없다. 우리는 근거 없는 속설, 건강 정보에 너무 휘둘리고 있다. 의학적으로 올바르게 면역력을 끌어올리는 방법은 간단하다. 열심히 움직이고, 땀을 흘려보자. 적당하게만 말이다.

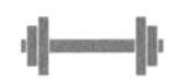

몸의 시간을 되돌리기 위한 운동 전 알아야 할 8가지 원칙

: 아플 때 운동은 금물, 쉬는 게 최고다?

지금까지 운동이 우리의 신체와 정신에 가져오는 긍정적인 효과와 장점에 대해 살펴보았다. 이제는 실천만이 남았다. 이 장에서는 본격적으로 운동하기에 앞서 많은 사람이 운동에 대해 잘못 생각하고 있는 오해에 대해 짚고 넘어갈까 한다.

내 주위에서는 "괜히 운동했다"고 말하는 사람을 본 적이 없다. 하지만 생각보다 많은 사람이 나와 같지 않은 모양이다. 종종 잘못된 운동으로 다치거나 몸에 통증을 느껴 "괜히 운동 했다"고 말하는 사람들의 이야기를 듣게 되니 말이다. 혼자만의 오해일 수도, 운동하지 않으려는 핑계일 수도 있는 이러한 잘못된 상식들을 여기서 확실하게 정리하고자 한다.

그중 가장 첫 번째로 꼽을 수 있는 오해가 바로 '아플 때 운동하면 안 된다'다. 미국 유학 시절에 내가 겪은 일이다. 자다가 자꾸 깰 정도로 허리가 너무 안 좋아져서 병원을 찾은 적이 있었다. 당시 의사는 이것저것 검사를 하고는, 세 가지 운동을 알려주고 직접 시범을 보여주더니 집에 가서 그 운동을 열심히 하라고 했다. 아파서 병원에 왔는데 주사를 놔주지도, 약도 처방해주지 않고 운동을 하라니? 아프면 쉬어야 낫는 거 아닌가?

원래도 운동을 좋아했던 나는 속는 셈 치고 하라는 대로 했다. 결과는 예상하시는 바와 같다. 3개월 정도 지나자 자다가 전혀 불편함을 느끼지 않을 정도로 허리가 좋아졌다. 능동적 운동 요법을 미국에 가서 처음 경험한 것이다. 요즘은 많이 달라졌지만, 우리나라 병원 치료의 대부분은 아픈 부위를 안 움직이는 데서부터 시작된다. 첫 진료를 받고 나면 의사가 아픈 데를 움직이지 말라고 신신당부한다. 운동은 절대 하지 말라고 덧붙인다. 운동을 안 하게 만드는 대표적인 오해이면서 운동을 하지 않아도 되는 좋은 핑곗거리가 바로 이거다.

몸이 안 좋다는 핑계로 운동을 점점 더 멀리해서는 안 된다. 앞에서도 설명했듯이 아플수록 운동을 해야 통증도 줄고 빨리 낫는다. 물론 오해하지 말아야 할 것이 아무 운동이나 해도 된다는 의미가 아니다. 허리 디스크로 치료를 받는 사람이 고강도의 상체 들어올리기 운동을 해서는 절대 안 될 일이다. 어디까지나 자신의 몸 상태에 맞춘 적당한 강도의 운동이 좋다. 요점은 아프다는 핑계로 아무것도 하지 않으면 안 된다는 것이다.

아픈 사람이 아프다고 운동을 안 한다면 평생 그 통증을 끌어안고 살 수밖에 없다. 혹시라도 통증이 심해지면 어쩌나 하는 불안감과 함께 운동하기 귀찮고 힘드니 아프면 쉬어야 한다는 유혹이 그럴듯하게 들리기 마련이다. 그러나 지긋지긋한 통증에서 한시라도 빨리 벗어나고 싶다면 휴식보다는 가벼운 운동이 더 빠르고 확실한 길이다. 장담컨대, 운동한 다음에 "괜히 운동했네"라고 후회하는 일은 없을 것이다.

건강 운동 원칙1

아플 때는 쉬기보다 가벼운 운동을 해야 통증도 줄고 더 빨리 낫는다.

: 정석대로 해야만 운동이 된다?

두 번째 오해는 '무조건 정석대로 운동해야 한다'는 것이다. 세계에서 가장 고학력자가 많다는 우리나라엔 모범생이 정말 많다. 그러다 보니 많은 이들이 운동도 처음부터 정석대로 완벽하게 해야 한다고 생각한다. 무슨 운동이든 자세도 좋고 잘해야 운동 효과가 난다고 믿는다. 물론 이 말 자체가 틀린 건 아니다. 문제는 이 말을 핑계 삼아 운동을 안 한다는 데 있다. 제대로 못 하는 것은 안 하느니만 못하다는 이유다. 뭐든 처음부터 잘하는 사람은 없으니 이는 앞으로도 계속 안 하겠다는 말과 같다.

건강을 위해 하는 운동에 정석 같은 것은 없다. 일단 어떤 운동이라도 하면 효과가 있다. 금방 어깨 통증도 줄어들고 가슴에 근육도 생긴다. 팔굽혀펴기를 할 줄 모를 것이 뭐 있겠는가? 엎드려 팔을 굽혔다가 펴기를 반복하면 그뿐이다.

엎드린 자세가 힘들다고? 그럼 무릎을 대고 해도 되고, 그것도 힘들면 선 채로 벽에 대고 해도 된다. 초보자에게 힘든 엎드린 자세에 집착하지 말라는 이야기다. 처음에 팔굽혀펴기 동작을 정확하게 모르고 시작하는 바람에 운동을 망쳤다는 사람은 없다. 시작도 안 한 사람과 금세 그만둔 사람만 있을 뿐이다.

나는 잘하려는 것이 되레 몸에 좋지 않을 수도 있겠다고 생각한다. 너무 잘하려다 보면 자신도 모르게 무리하게 된다. 어려운 운동을 남들보다 더 잘한다고 건강에 좋은 것은 아니다. 운동도 모범생처럼 하려니 부담만 커진다. 건강을 위한 운동에는 정석이 따로 없다. 운동선수나 몸짱 연예인이 될 것도 아닌데 완벽주의자가 될 필요는 없지 않은가?

잘하든 못하든 운동을 하기만 한다면 효과는 분명 있다. 포기하는 것보다 대충이라도 하는 것이 훨씬 낫다. 일단 되는 대로 해보자.

건강 운동 원칙 2

건강을 위한 운동에는 정석이 없다. 몸을 움직일 수 있다면 운동할 수 있다.

: 30분 이상 운동해야 효과가 있다?

대한민국에 신기할 정도로 널리 알려진 운동 지식이 하나 있다. 바로, 30분 이상 운동해야 몸이 지방을 에너지원으로 사용하기 때문에 살이 빠진다는 것이다. 다이어트를 목표로 하는 많은 사람이 30분 이상 운동하지 않으면 아무 소용없다고 생각한다. 그래서 이상한 논리로 30분 이상 못할 바에는 그냥 운동하지 않겠다고 다짐해버린다.

그런데 이 상식에는 몇 가지 문제가 있다. 우선, 운동하려면 최소한 30분 이상 시간을 따로 빼놓을 수 있어야만 한다고 부담을 주는 것이다. 세계에서 가장 바쁘게 사는 우리나라 사람들에게 남는 시간 같은 건 없다. 거기다 대고 한 번에 30분 넘는 시간을 시작하기도 전에 강요하는 셈이니 이는 그만두란 소리나 다름없다.

둘째, 잠시라도 운동하면 칼로리를 평소보다 더 많이 소모한다. 따라서 같은 양을 먹는다면 살 빠지는 데 도움이 된다. 꼭 운동하는 중에 지방을 태워야 살이 빠지는 것은 아니다. 하루 총 칼로리 소비량을 조금이라도 늘리는 운동이라면 10분만 해도 좋다. 몸무게가 60킬로그램인 사람은 10분에 10킬로칼로리를 쓰는데, 자전거는 10분만 타도 100킬로칼로리를 소비한다. 90킬로칼로리만큼 더 쓰는 것이 체중을 줄이는 데 왜 도움이 안 되겠는가? 30분 이상 운동해야 지방이 연소되기 시작한다는 것은 운동 시간에 따라 효과가 다르다는 뻔한 소리일 뿐이다. 이는 결코 운동할 때와 안 할 때를 비교하는 것이 아니다.

셋째, 운동 효과와 살 빼기는 동의어가 아니다. 운동으로 누리는 효과가 당연히 지방 제거에만 있지는 않다. 운동 시간이 30분이 안 되니 살이 빠지지 않을 것이라고 좌절하지 마라. 30분이 안 되어도 근육이 붙고 통증도 줄고 잠도 잘 올 테니 시간이 날 때마다 운동하시라. 시작은 30초면 충분하다. 집에 와서 씻기 전에 팔굽혀펴기 10개씩만 속는 셈치고 해보자. 최소한 "아, 괜히 30초나 시간 낭비했네"라고 말할 일은 없을 것이다.

건강 운동 원칙 3

하루 30초만 운동해도 효과는 분명 있다.

: 운동은 몸에 피곤한 일이다?

“하루에 조금씩이라도 운동하세요”라고 말하면 많은 이들이 “저녁에 퇴근하고 나면 진이 다 빠져 운동할 기운이 없어요”라고 답하곤 한다. 그렇다. 우리나라 직장인은 항상 피곤하다. 기회만 있으면 어떻게든 쉬고 피로를 풀어야 한다. 안 그러면 병나고 과로사하기 딱 좋은 것이 우리나라 직장인의 안타까운 삶이다. 이러니 운동까지 해서 몸을 더 피곤하게 하고 싶지 않은 것이 정상이다. 안 그래도 피곤해 죽겠는데 어떻게 운동까지 하란 말인가? 너무 피곤해서 운동할 기운 같은 건 없다는 말이 틀린 것 같지는 않다.

하지만 아플수록 운동을 해야 통증이 줄어든다. 피로도 같은 맥락이다. 당신이 계속 피로한 이유가 뭘까? 몸을 피로한 그 상태로 두었기 때문에, 피로를 회복할 능력을 만들지 못해서다.

어린 시절 많이 봤던 만화 〈드래곤볼〉에는 전투 종족인 사이언인이 나온다. 이 종족은 죽을 고비를 넘기면 그전보다 몇 배나 전투력이 강해지는 신비한 능력이 있다. 어린 시절의 나를 비롯해 이 초능력을 갖고 싶어 하는 친구들이 제법 있었던 걸로 기억한다. 그런데 만화에나 나올 법한 대단한 능력을 알고 보니 우리 모두 가지고 있는 것이 아닌가? 우리 몸이 가지고 있는 과보상(Overcompensation) 능력이 바로 그것이다. 즉, 죽지 않을 만큼만 육체적으로 힘든 고비를 넘기고 나면, 우리 몸은 전보다 더 훨씬 힘든 신체 활동을 견딜 수 있도록 변화한다.

피로도 마찬가지다. 피곤해서 몸을 움직이기 힘들 때 운동을 하면, 우리 몸이 이를 극복하는 과정에서 피로 회복 능력이 업그레이드된다. 게다가 운동은 지친 근육에 혈액 공급을 더욱 활발하게 하고, 근육 내 미토콘드리아가 근육 피로의 원인인 젖산을 더 빨리 제거하도록 돕는다. 기분이 좋아지는 호르몬이 나오고 수면의 질이 올라가는 것은 덤이다. 피곤해서 운동을 못 하는 것이 아니라, 피곤하니까 운동을 해야 하는 것이다.

건강 운동 원칙 4

피로는 운동으로 푼다. 운동은 피로를 푸는 최고의 해독제다.

: 달리기나 수영 같은 유산소 운동을 해야만 살이 빠진다?

다이어트, 즉 살을 빼려면 달리기와 수영 등 유산소 운동을 해야 하고, 근육을 키우려면 벤치 프레스와 스쿼트 등 무산소 운동을 해야 한다고 생각하는 사람이 대다수다. 이는 앞서 이야기한 신기할 정도로 널리 알려진 운동 지식 중 또 다른 하나로, 사람들은 그래서 꼴 보기 싫은 지방을 태워버리기 위해선 유산소 운동을 해야만 한다고 철석같이 믿는다.

달리기가 너무 재미없어 다른 운동을 하고 싶어도 꾹 참고 러닝머신에 올라 30분 동안 비지땀을 흘린다. 살을 빼기 위해선 별다른 선택이 없다고 생각하기 때문이다. 상상만 해도 힘들다. 나중에 달리기의 참맛을 느끼게 되면 다행이지만 달리기를 비롯한 자전거 타기 등 유산소 운동은 비교적 지루하다. 게다가 살을 빼기 위해 다른 선택지가 없다고 생각할 땐 더더욱 그렇다.

살을 빼고 싶지만, 장시간의 유산소 운동이 부담스러운 분들에게 좋은 소식이 있다. 바로 살 빼는 운동이 따로 있지 않다는 사실이다. 유산소 운동을 할 때만 지방이 타는 것이 아니다. 유산소 운동은 총 에너지 소비에서 지방을 사용하는 '비율'이 높을 뿐이다. 오히려 총 에너지 소비량은 같은 시간을 운동할 때 무산소 운동이 훨씬 많다. 총 에너지 소비가 많으면 지방 소비량도 커지기 때문에 결국 고강도 무산소 운동이 더 많은 지방을 태울 수 있다.

이뿐만 아니다. 무산소 운동을 통해 근육량이 늘어나면 기초대사량도 늘어나 평소에 더 많은 칼로리를 소모하게 된다. 우리 몸의 근육은 1킬로그램당 하루 100킬로칼로리를 사용한다. 따라서 근육이 1킬로그램 증가하면, 가만히 있어도 20분 이상 러닝머신에서 뛴 거나 마찬가지인 효과를 얻는다.

웨이트 트레이닝은 근육을 키워주는 대표적 무산소 운동이다. 짧고 굵게 하는 웨이트 트레이닝은 운동할 때 소모하는 칼로리가 조깅 같은 중·저강도 유산소 운동보다 적다. 하지만 운동 후에도 근육이 회복하기 위해 계속 칼로리를 소모하고, 새로 생긴 근육이 일상생활에 더 많은 칼로리를 쓰기 때문에 전체 칼로리 소비량만 놓고 보면 더 많을 수 있다. 칼로리 소비 효과가 한 번으로 끝나지 않고 지속적으로 반복된다는 것도 큰 장점이다.

그렇다고 이제 살을 빼려면 무조건 무산소 운동만 해야 한다고 생각해서는 안 된다. 요점은 취향에 맞지 않는 운동을 살 빼는 데 좋다고 억지로 할 것이 아니라 하고 싶은 운동을 부담 없이 골라 시작하면 된다는 거다. 유산소, 무산소 운동 모두 살을 빼는 데는 효과적이다. 이제 살을 빼기 위해 유산소 운동만 30분 이상 하지 않아도 된다.

건강 운동 원칙 5

살을 빼고 싶다면 유산소, 무산소 구별 말고 하고 싶은 운동을 하자.

: 살 빼는 데는 공복 운동이 제일 좋다?

하루 중 운동하기 제일 좋은 때가 언제일까? 흔히들 일단 밥 먹고 바로 운동하는 것은 안 좋다고들 한다. 맞는 말인 것 같다. 우리 몸에도 소화할 시간이 필요할 테니까. 살 빼는 데는 공복에 운동하는 것이 가장 좋다고 알려져 있다. 그래서 배가 고파 운동할 힘이 하나 없는데 참으며 무리하게 운동하는 사람도 많다. 퇴근 후 저녁을 거르고 꾸역꾸역 운동을 하러 간다.

공복에 운동해야 한다는 말을 다들 한 번씩 들어본 데는 다 이유가 있다. 낡은 상식이기 때문이다. 공복에 운동해야 가져다 쓸 에너지원이 모자라니 지방을 더 빠르게 많이 태운다는 논리다. 그러나 체중 감량의 성패는 지방을 '태워버리는' 것이 아니라 제거한 지방을 다시 쌓지 않고 '유지하는' 데 달려 있다.

다이어트를 해본 사람이라면 누구나 공감할 것이다. 공복에 운동하면 에너지 부족이 적정 범위를 넘게 되어 심한 배고픔이 찾아온다. 그러면 운동 후 눌렀던 식욕을 참지 못하고 폭식을 하게 될 가능성이 커진다. 비정상적인 에너지 부족 상태를 만들었다가 폭식하게 되면 혈당치가 급격히 상승하기 때문에 더 쉽게 살찌는 몸이 된다. 인간의 본성인 식욕을 절제하는 것만큼 어려운 일은 없다. 누르면 더 강해지고 풍선효과처럼 쌓였다 결국 폭발하게 마련이다.

오히려 식사 직후에 운동하는 것이 살 빼는 데는 더 좋다. 식후 운동은 급격한 혈당 상승을 억제해주는 효과가 있기 때문이다. 특히, 탄수화물을 많이 섭취했을 때 혈당치 상승을 늦춰 지방이 쌓이는 것을 막아준다. 배가 불러 운동하기 불편하다고 말하는 사람들이 있을 수 있다. 하지만 살을 빼려고 한다면 애초에 운동하기에 불편한 정도로 한 번에 많은 음식을 먹지 말아야 한다. 한 번 식사할 때 혈당치가 갑자기 상승하지 않도록 70퍼센트 배부를 정도만 먹는 것이 가장 좋다.

이렇게 또 한 가지 부담이 사라졌다. 밥 먹고 바로 운동해도 된다. 밥 먹고 나서가 운동하기 가장 좋은 때일 수도 있다. 사실 하루 중 운동하기 가장 좋거나 아니면 반드시 피해야 할 시간 같은 건 없다. 5분도 여유가 없는 우리나라 직장인들에게 운동하기 가장 좋은 시간은 '시간 날 때'다. 운동 효과가 가장 높은 시간이 따로 있지도 않다. 점심 먹은 후 졸릴 때 10분, 샤워하기 전 3분, 집에 가서 자기 전에 아무 때나 5분, 모두 운동 효과 만점인 시간이다.

건강 운동 원칙 6

하루 중 운동 효과가 가장 높은 시간은 틈날 때다.

: 걷기는 가장 쉽고 효과 좋은 운동이다?

앞서 장시간 앉아 있는 것이 흡연보다도 몸에 좋지 않다는 연구 결과를 소개했다. 그러다 보니 몸은 움직여야겠는데 시간은 없고 해서 많은 사람이 선택하는 운동이 '걷기'다.

우리나라 사람들은 특히 걷기를 좋아하는 것 같다. 많은 사람이 건강 관리 앱으로 만보기 앱을 쓰는 것만 봐도 알 수 있다. 출퇴근하며 걷고,

가까운 거리는 차를 타지 않고 걸으면서 하루하루 목표 걸음 수를 달성한다. '오늘도 이만큼이나 걸었네.' 그렇게 바쁜 와중에도 건강관리를 잘하고 있다고 믿으며 뿌듯해한다.

"걷기도 운동인가요?"라고 묻는다면 답은 "그렇다"다. 걷기도 몸을 움직이는 활동이니 넓은 의미에서 운동이라고 볼 수 있다. 누구나 쉽고 부담 없이 할 수 있다는 것도 맞는 말이다. 특별한 장비와 시설이 필요하지 않아 경제적이다. 이런 매력 덕분에 걷기는 매우 많은 사람들로부터 사랑을 받는 운동이다.

2019년 국민생활체육 실태 조사에 의하면, 걷기는 해마다 압도적 참여율 1위(45.0퍼센트)를 차지하는 생활체육 종목이다. 성격이 비슷한 등산(31.5퍼센트)을 제외하면, 3위인 보디빌딩(15.3퍼센트)보다 세 배나 참여율이 높다.

그런데 "걷기가 운동이 되나요?"라고 묻는다면 "아니요"라고 답하고 싶다. 한 끗 차이로 대답이 달라지는 이유는 걷기가 '효과가 좋은 운동'이 아니기 때문이다. 배신감을 느낄 많은 사람을 위해 차근차근 설명해 보겠다.

첫째, 걷기는 사실 운동이라고 부르기 부끄러울 정도로 칼로리 소모량이 적다. 어느 정도냐 하면, 책상에 앉아 어려운 문제를 풀기 위해 머리를 쓰는 것과 사실상 큰 차이가 나지 않는다.

둘째, 비슷한 맥락에서 시간 투자 대비 효율이 매우 낮다. 즉, 시간의 가치를 생각하면 가성비가 정말 나쁜 운동이다. 대부분 맨손 운동으로도

10분이면 소비될 칼로리 소모를 걷기로 쓰려면 1시간도 더 필요하다. 물론 운동 삼아 걸으면서 생각도 정리하고 주변도 둘러볼 수도 있겠다. 하지만 그건 운동보다는 산책에 가깝다. 운동이 되는 부위도 별로 없고 그 효과 역시 크지 않다. 괜히 실제보다 운동량만 더 많다고 느끼게 만든다. 운동과 그 무언가를 겸사겸사하고 싶은 것이라면 10분 운동하고 또 다른 일에 집중하는 것이 훨씬 더 효율적이다. 더군다나 누구나 할 수 있는 만만함이 걷기 운동의 장점이라는 주장 역시 사실이 아니다. 운동이 될 만큼 오래 걸을 수 있는 시간을 내는 것이 절대 만만하지 않기 때문이다. 바쁜 직장인들이 걷기로 운동 효과를 보기란 불가능에 가깝다.

셋째, 걷기는 근력 강화, 심폐기능 향상, 통증 개선에 미치는 효과가 거의 없다고 봐도 좋을 만큼 미미하다. 특히 다른 운동과 비교하면 차이가 확실하다. 조금 심하게 말하면 안 하는 것보다 낫다고 말하기도 어려운 수준이다. 운동할 필요를 느껴 적당한 운동을 찾고 있다면 걷기 말고도 좋은 운동은 정말 많다.

건강 운동 원칙 7

운동이 필요하다면 1시간 걷기보단 10분 맨몸 운동을 하자.

: 운동은 굳은 의지로 하는 것이다?

아무리 쉽게 하려고 해도 운동은 어쨌든 힘이 드는 일이다. 운동을 열심히 하는 사람도 운동하는 것이 항상 즐겁지만 않다. 하기 싫고 귀찮을 때도 많다.

비교적 최근까지 인간은 먹을 것을 구하기 어려운 환경에서 살아남기 위해 에너지 소모를 최소화해야만 했다. 가능하다면 움직이지 않고 게으름 피우는 것을 좋아하도록 진화했다. 그러니까 인간은 운동하기 싫어하는 게 정상이다.

많은 이들은 타고난 게으름을 극복하고 꾸준히 운동하는 것이 의지력에 달려 있다고 믿는다. 힘든 것을 견뎌낼 수 있는 의지와 인내력이 있으면 꾸준히 운동해서 통증 없고 건강한 몸을 만드는 데 성공할 수 있다고 생각한다. 그래서 이번 달부터 운동하기로 마음먹고 의지를 불태워본다. '열심히 운동해서 무릎 통증에서도 벗어나고 반드시 몸짱이 되리라.'

그렇게 동네 헬스장에 등록하고 하루이틀은 즐겁게 운동을 마쳤다. 그런데 3일째가 되니 운동을 향한 의지를 시험하는 일이 끊임없이 찾아들기 시작한다. 전날 운동 후 늦게 자서 잠이 부족했는지 컨디션이 좋지 않다. 몸살 기운도 있는 것 같기도 하다. 6시 칼퇴근을 해서 6시 30분부터 7시 30분까지 1시간 제대로 운동하기로 마음먹었는데, 팀장이 오후 늦게 준 일 덕분에 퇴근 시간이 30분 밀렸다. 운동 시간, 저녁식사 시간이 애매해졌다. 오늘따라 운동을 잘못하면 몸 상한다는 신문 기사가 눈에 들어온다. 의지력이 잠시만 약해져도, 운동은 '내일 할 일'이 되고 만다. 이렇게 찾아오는 유혹을 의지로 버텨내려고 하는 것은 결과가 뻔한, 지는 싸움이다.

하지만 우리는 자신의 의지가 약해서 유혹에 무너진 것은 아니라고 굳게 믿는다. 갑자기 바빠진 회사일 때문이고 예고 없이 찾아온 전염병 때문이다. 이런 일들만 생기지 않으면 굳은 의지로 힘들어도 참고 열심히 운동해서 건강한 몸을 가질 수 있는데 말이다. '몸짱이 되는 길은 멀고도 험하구나.' 불굴의 의지로 하나하나 극복해보리라 새롭게 다짐해본다.

운동 좀 해봤다는 사람치고, 새해 들어 헬스장 등록해봤다는 사람치고 앞서 말한 경험이 없는 사람이 없다. 다들 그렇게 처음에는 의지가 충만해 시작하지만 이내 여러 가지 운동하지 못할 이유로 계획은 흐지부지되고 만다. 이러한 상황이 반복되는 이유는 앞서 설명한 '운동은 정석대로 해야만 한다'는 오해와 맥이 닿아 있다. '매일 하루 1시간씩 운동하자!'를 목표로 삼았기 때문이다.

조금 다른 방식도 있다. 운동을 애초에 힘들지 않게 하는 것이다. 수많은 유혹이나 힘든 일을 초인적인 의지로 참고 극복할 필요가 없도록 말이다. 퇴근 시간에 영향을 덜 받도록 직장 근처 체육관을 이용하거나 아예 집에서 운동하는 것도 방법이다. 운동을 1시간 빡빡하게, 제대로 해야 하는 일로 생각하고 있으니 종일 내 의지를 시험해야 한다. 그러기보다는 마음의 부담을 좀 덜어보자.

먼저 틈틈이 운동을 시작해보자. 점심 먹고 졸리니까 가볍게 팔굽혀펴기 10개만 하자고 마음먹어도 좋다. 하지만 팔굽혀펴기를 하려거든 집에 들어가 옷 벗기 직전에 하는 것을 추천한다. 팔굽혀펴기 한 직후 팔과 가슴을 보며 운동 효과를 확인하는 것은 매우 기분 좋은 일이기 때문이다. 더도 말고 1분만 플랭크를 하고 나면 더 기분 좋게 샤워할 수 있을 것이다.

자꾸 참으려고만 애쓰지 말고, 하고 싶은 운동을 찾아서 힘들이지 않고 즐겁게 할 수 있는 환경을 만들어보자. 그렇게 하다 보면 운동이 피곤하지 않은 습관으로 자리잡게 될 것이다. 운동 습관이 한 번 몸에 자연스럽게 배면, 이제 의지력에 의존할 필요가 없어진다.

건강 운동 원칙 8

운동은 굳은 의지가 아닌 습관으로 하는 것이다.

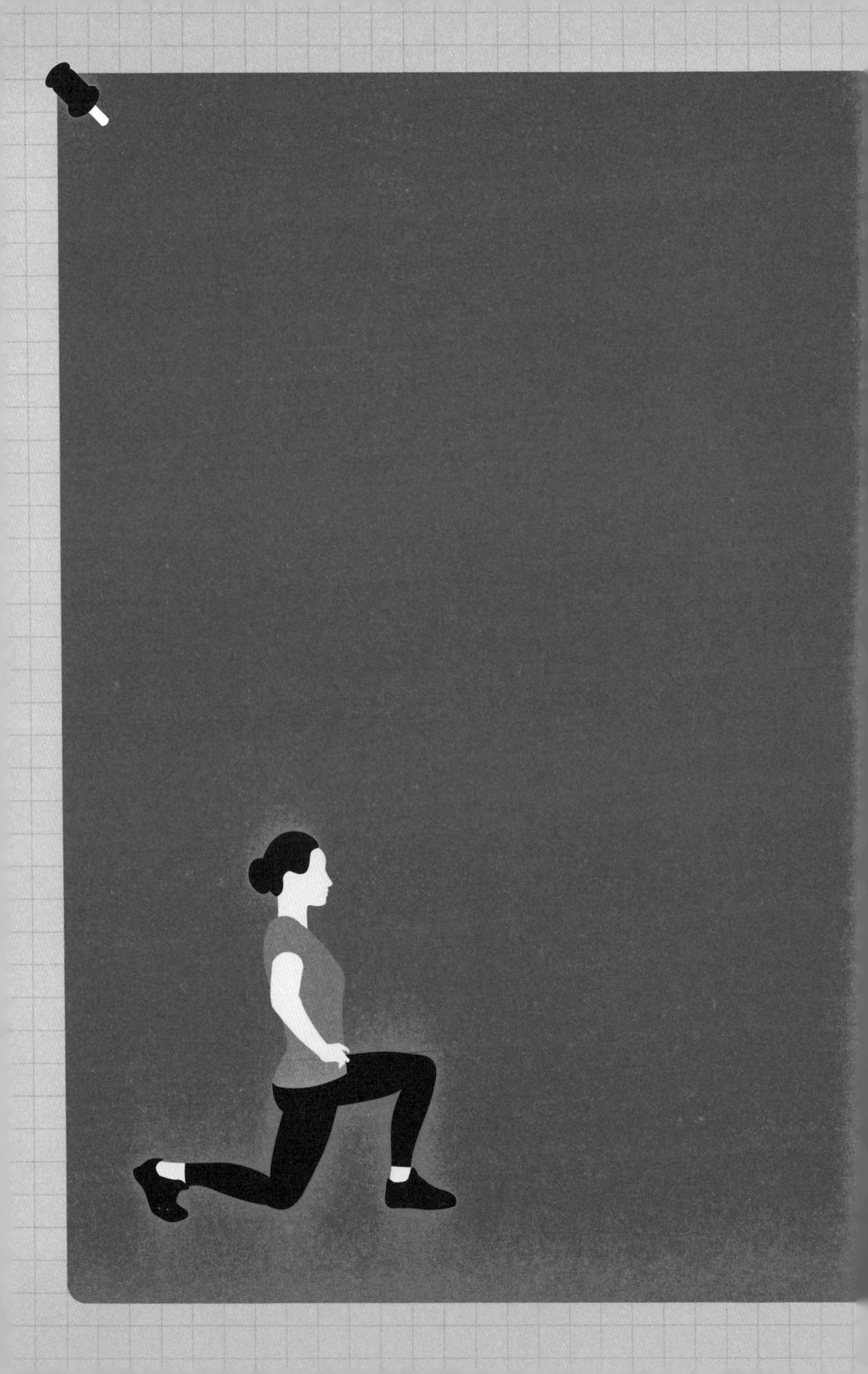

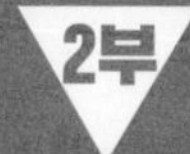

몸의 시간을 되돌리는 하루 10분 운동 요법

앞서 말했지만 운동이 각종 부상과 불편함의 원인이라고 생각해 멀리하는 사람들이 생각보다 많다. 하지만 이는 대부분 자신과 맞지 않은 잘못된 방법으로 운동하고 있기 때문이다. 무조건 모든 사람에게 효과 만점인 정답 같은 운동법은 없다. 일단 불편함이 어디서 비롯되었는지 정확한 원인과 증상을 파악하고 자신의 몸 상태에 맞는 적절한 운동을 해야 불편함을 없앨 수 있다.

또한 분명한 목표를 가지고 제대로 해야 좋은 결과를 얻을 수 있다. 안 그래도 운동 얘기만 나오면 귀찮고 힘들 것 같은데 방법을 잘 알고 해야 한다고 하니 벌써 의욕이 떨어지는 사람도 있을 것이다. 하지만 걱정하지 마시라. 이제부터 가장 기본적이면서도 가장 중요하며 쉽게 따라 할 수 있는 부위별 운동들을 소개하고자 한다.

2부에서는 우리나라 사람의 80퍼센트 이상이 겪으며 가장 많은 불편함을 호소하는 허리 통증, 스마트 시대가 불러온 고질병 목 통증, 오십견으로 대표되는 어깨 통증, 활발하게 움직이는 사람일수록 조심해야 하는 무릎 통증, 손상에 가장 취약한 발목 통증에 대해 살펴보겠다.

그리고 통증을 예방하고 치료할 수 있는 다양한 운동 요법, 손쉽게 구할 수 있는 도구를 활용한 운동법 등을 두루 담았다. 여기서 소개하는 운동 대부분은 소요 시간이 짧고 어디에서든 쉽게 할 수 있으며 빠르게 효과를 볼 수 있는 것들이다. 그러므로 집에서든 회사에서든 잠깐씩 시간으로 내어 몸을 움직여보길 권한다.

운동으로 예전처럼 통증 없는 상쾌한 몸 만들기, 오늘부터 가볍게 시작해보자. 가볍지만 꾸준함이 관건이다. 한번 하고 나면 '왜 진작 시작하지 않았을까' 후회하게 될지도 모른다.

허리 상태를 예전으로 되돌리기 위한 운동 요법

: 몸의 중심을 무너뜨리는 허리 통증 바로 알기

우리 모두는 나이가 들수록 아무 이유 없이 그냥 허리가 불편해지는 경험을 하게 된다. 아침에 일어나면서 뻐근하고, 회사에 앉아 있다 보면 묵직하고, 퇴근 후 쭈그려 앉은 삼겹살집에서는 허리가 당기는 것을 느낀다. "이제 나이 들었나 보다" 하면서 나이 탓을 하는 일이 자주 생긴다. 많은 이들이 허리 통증을 호소하면서 자신의 나이를 체감한다. 나이를 먹으면 아픈 게 당연한 줄 알았지만 모두가 그런 건 아니다.

허리 통증은 보통 '요통'이라고 부르며 영어로는 'Lower Back Pain'이라고 한다. 허리 통증은 환자들이 병원을 찾는 가장 흔한 증상 중 하나이며 직업 연관성이 가장 높은 질병으로 알려져 있다. 직업상 의자에 오래 앉아 있거나 혹은 오래 서 있거나, 무거운 물건을 자주 들거나 허리를 과격하게 움직이는 동작이 모두 허리 통증과 관련이 있다. 사실 웬만한 직업 중에 빠져나갈 만한 것이 없다고 해도 과언이 아니다.

확률적으로 1년에 30~40퍼센트의 사람이 허리 통증을 겪으며, 평생 80퍼센트 이상의 사람이 허리 통증을 경험하는 것으로 알려져 있다. 허리 통증은 그 증상의 기간에 따라 급성(6주 이내), 아급성(6~12주) 및 만성(12주 이상)통증으로 나눌 수 있고, 급성통증을 겪는 환자 중 약 3분의 1이 만성 통증으로 발전한다.

허리의 구조

적을 알아야 대처하기 쉽다. 조금 어려울 수 있지만 허리 통증의 원인을 이해하기 위해 먼저 허리의 기본 구조부터 확인하고 넘어가자. 허리는 다섯 개의 허리뼈(요추, Lumbar Spine)와 허리뼈 사이의 디스크(추간판, Disk), 허리뼈를 지지하는 다양하고 강력한 주변의 근육 및 인대로 구성되어 있다.

허리뼈는 위에서부터 L1~5로 부르며 아래쪽을 갈수록 그 크기가 커지는데, 이는 하중을 더 잘 견디기 위한 구조다. 5번 허리뼈는 아래쪽으로 골반의 뒷부분을 담당하는 엉치뼈(천골, Sacrum)와 연결된다. 허리뼈는 뒤쪽에 척수 및 척수 신경근들이 들어 있는 척수관을 형성하면서 이들 신

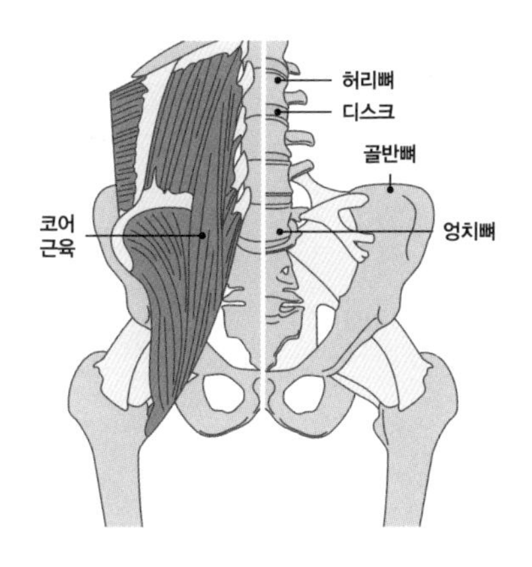

허리의 구조

허리의 중심을 지지하는 허리뼈가 있으며, 이를 아래에서 엉치뼈와 골반뼈가 지지한다. 허리뼈 사이에는 디스크가 있어 쿠션 역할을 한다. 허리뼈 주변에 비교적 큰 근육들이 지지하고 있는데, 흔히 '코어 근육'이라고 불리는 근육들이다.
척추뼈의 후방에는 중요한 구조물인 척수관이 있으며, 이 안에 척수 및 신경 가지들이 들어 있다. 이 신경 가지들은 신경 구멍을 통해 허리뼈 밖으로 빠져나와 하복부와 다리를 지배하며, 통증도 함께 전달한다.

경계를 보호한다. 이 신경들은 허리뼈 밖으로 빠져나와 엉덩이부터 발바닥까지 여러 신경 가지를 뻗어 이들의 움직임뿐만 아니라 감각, 통증을 느끼는 역할을 한다.

허리뼈 사이의 디스크는 허리뼈 사이에서 쿠션 작용을 하면서 충격을 흡수해 허리뼈를 충격으로부터 보호한다. 디스크는 가운데에 80퍼센트가 수분으로 이루어진 젤리처럼 생긴 수핵이 있고, 이 수핵을 보호하기

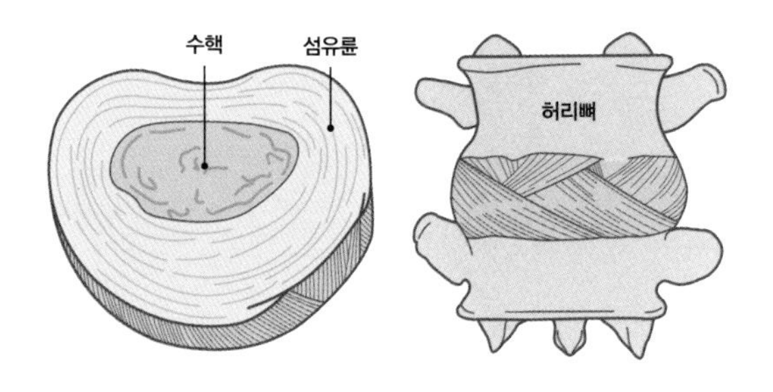

디스크(추간판)의 구조

디스크의 중심부에는 수분이 많은 젤리 같은 수핵이 있으며, 이 수핵을 질긴 섬유륜이 둘러싸고 있다. 나이가 들수록 디스크의 탄력이 줄어들고, 충격을 흡수하는 능력이 떨어진다.

위해 섬유륜들이 주위를 둥글게 감싼 모양을 하고 있다. 허리뼈의 뒤쪽에는 후관절(Facet Joint)이 양측으로 위치한다. 후관절은 허리뼈와 허리뼈 사이의 뒤쪽 관절 부위로, 허리의 자유로운 운동 및 움직임을 가능하게 할 뿐만 아니라 허리의 안정성을 책임지는 중요한 관절이다. 후관절에도 관절의 보호를 위한 연골이 있고, 인대가 지지한다.

허리 통증의 증상과 원인

허리 통증의 가장 흔한 원인은 갑작스러운 동작이나 지나친 하중이 허리에 가해졌을 때 생기는 근육 염좌(Muscle Sprains or Strains)와 같은 근육 계통 손상과 가장 관련이 높다. 보통 '허리를 삐끗했다' 내지는 '삐었다'라고 표현하는 쪽에 속하는 손상이다. 다음으로 디스크 손상이 허리 통증과 관련이 높다고 알려져 있다. 이외에 좌골 신경통, 허리 척추의 관절염 등의 염증성 질환, 골다공증 및 골절 등의 이유도 있고 흔하진 않지만 허리에 생기는 종양, 감염질환이나 콩팥계통 이상(요로결석 등) 등도 그 원인이 될 수 있다.

허리 통증이 가장 자주 발생하는 연령대는 30~50대다. 이 연령대에서는 노화로 인해 급격한 신체 변화가 나타나게 되는데, 이러한 신체적 변화와 허리 통증과의 관련성은 매우 높다. 노화가 원인이라니 다소 안타깝고 슬픈 마음이 드는 분들이 많겠지만, 어쩔 수 없지 않겠는가? 우리는 현실을 직시할 필요가 있다. 이 연령대에서는 몸의 근육량이 급격히 감소하고, 디스크의 수분량이 줄어들며, 허리뼈의 골밀도도 현저하게 떨어진다.

앞에서 말한 바와 같이 허리 통증의 가장 흔한 원인 두 가지는 근육과 디스크의 노화다. 이로 인해 근육의 탄력성이 떨어져 근육 자체가 다양한 손상에 취약해진다. 다시 말해 나이가 들수록 허리 근육이 쉽게 다쳐 허리 통증을 자주 경험하게 된다.

허리를 지지하는 근육량 감소로 디스크에 가해지는 스트레스(충격)가 증가하고 디스크의 수분량이 줄어들어 디스크가 쉽게 손상된다. 결과적으로 디스크성 허리 통증도 늘어난다. 허리를 오랫동안 건강하게 사용하는 방법은 간단하다. 허리 근육량을 유지하고 허리 근육이나 디스크에 무리를 주지 않는 좋은 허리 동작을 자주 해주는 것이 허리 통증을 예방하는 데 굉장히 중요하다고 볼 수 있다. 그러면 다양한 허리 통증의 원인

중 대표적인 몇 가지를 살펴보도록 하자.

염좌

과격한 활동은 허리 근육이나 인대(Ligament)의 손상을 불러오는데, 이러한 허리 통증 혹은 손상을 염좌라 부른다. 염좌는 허리 이외에도 근골격계가 있는 어느 부위에서든 다 발생할 수 있다. 허리 염좌에 의한 허리 통증은 대개 2~3일 이내에 좋아지는 경우가 많다. 허리 염좌의 증상은 허리 통증과 강직(Stiffness), 근육 연축(Spasm)이다. 가벼운 경우는 휴식, 물리치료, 적절한 운동이 도움이 되며, 심한 경우 증상 완화를 위해 진통제나 소염제 등이 필요할 수도 있다.

디스크 손상

허리 디스크는 몸의 움직임 속에서 다양한 손상을 받으며, 나이가 들수록 디스크 수분량이 감소하여 손상에 취약해진다. 디스크는 척추뼈 사이에서 쿠션과 같은 역할을 하는데 수분은 쿠션에 있는 공기와 같다. 수분이 빠진 디스크는 공기 없는 낡은 쿠션과도 같아 충격을 제대로 흡수하지도 못하고 손상에도 약해지는 것이다. 게다가 주변 허리 근육마저 감소되면 디스크에 하중이 더 집중되고 쿠션으로서의 역할에 심한 무리가 가서 디스크 손상은 더 자주, 더 심하게 나타난다. 디스크 손상은 특히 무거운 물건을 들거나 갑작스럽게 허리를 돌리는 동작 등에 의해 발생하는데 통증이 3일 이상 지속되는 경우가 흔하다.
보통 디스크 손상은 디스크의 외륜부가 손상되어 디스크핵이 탈출하는 것이다. "디스크 때문에 허리가 아프다"고 말할 때의 상태가 이것이다. 디스크핵이 탈

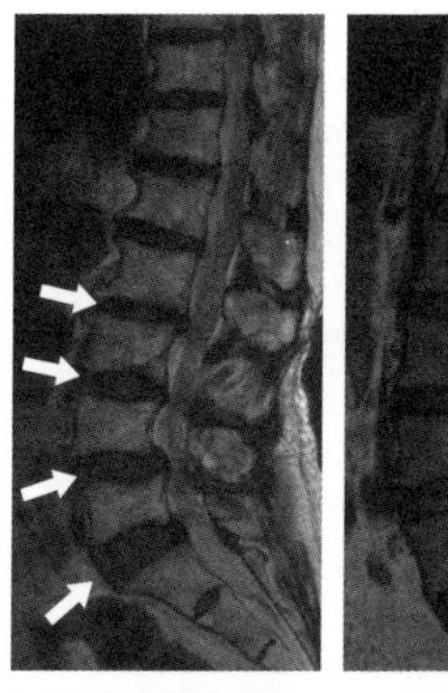
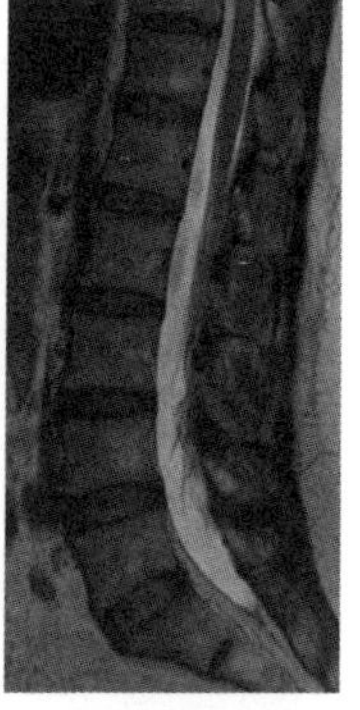
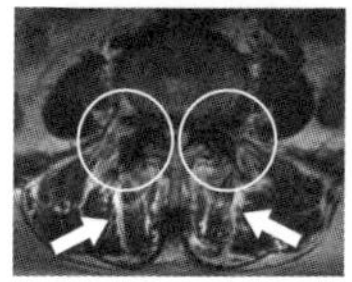
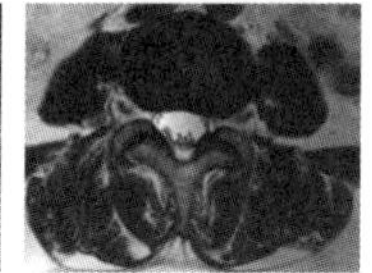

허리 디스크 환자와 정상인의 MRI 비교

화살표가 가리키는 구조물이 디스크다. 좌측 환자의 경우 디스크가 검은색으로 퇴행성 변화를 보일 뿐만 아니라, 디스크 사이의 허리뼈도 주저앉아서 높이가 줄어들어 있다. 반면 우측 여성은 허리뼈 모양도 정상에 가깝고, 근육량도 유지되고 있으며 디스크도 일부에서만 변화를 보인다.
하단 사진을 보면 좌측 여성 허리 근육의 지방 변성으로 인한 하얀색 변화(화살표)가 우측 여성에 비해 뚜렷하고, 후관절의 퇴행성 변화가 관찰된다(동그라미 부분).

출한 상태는 '추간판 탈출증'이라고 부르며 탈출한 디스크핵은 주변의 척수 혹은 신경근을 눌러 다리에 뻗치는 통증(방사통, Radiating Pain)을 동반하게 되는데, 이 역시 염좌의 증상과는 다르다.

좌골 신경통

좌골 신경통은 탈출한 디스크핵이 좌골 신경(Sciatic Nerve)이라는 다리로 이어지는 신경을 눌러서 생긴다. 이로 인해 다리에 통증이 유발되는데 보통 쑤시거나 타는 듯한 느낌이다. 저린 느낌, 무감각, 근력 약화 증상이 나타나기도 한다.

퇴행성 척추염

노화로 인해 허리 근육량이 줄어들면 디스크와 허리뼈에 퇴행성 변화가 나타난다. 이 경우 허리 관절에 관절염이 생길 수 있다. 허리 관절의 퇴행성 변화는 누구에게나 발생하는 현상으로 대부분의 사람들에게는 통증이 거의 없다. 하지만 퇴행성 척추 관절염이 심하면 허리 통증을 느낄 수 있다. 퇴행성 변화는 일종의 노화 과정이므로 완전히 막을 수는 없지만 충분한 근육량을 유지하여 척추 관절에 가해지는 하중을 분산시키면 진행을 늦출 수 있다.

골다공증과 골절

사람의 뼈는 나이들수록 약해지는데, 특히 여성의 경우 폐경기 이후 그 정도가 매우 심해진다. 이렇게 뼈가 매우 약해진 상태를 '골다공증'이라고 한다. 약해진 척추뼈는 넘어지거나 물건을 들어올릴 때의 압력 혹은 일상적인 활동을 할 때 생기는 가벼운 충격에 의해서도 골절될 수 있는데 이로 인해 급격한 허리 통증이 나타날 수 있다. 특히 허리 근육량이 충분하지 못하면 충격에 훨씬 취약해진다.

지금까지 다양한 허리 통증의 원인에 대해서 알아보았다. 허리를 구성하는 다양한 구조물들의 손상이나 변화가 허리 통증을 유발하게 되는데, 결국 중요한 것은 '허리의 근육을 어떻게 관리하느냐'가 되겠다. 그렇게 보면 생각보다 우리가 목표로 삼고, 신경 써야 할 건 간단하다.

허리 통증을 줄이고 예방하는 데 운동이 중요한 이유는 다음과 같다.

첫째, 운동이 허리 및 복부 근육량을 유지시키며 허리에 가해지는 스트레스가 디스크나 관절에 집중되지 않도록 보호해주기 때문이다. 둘째, 운동을 하면 근력뿐만 아니라 허리 및 복부 근육의 유연성 또한 유지해줘 무리한 동작을 했을 때 갑작스런 근육 손상을 예방할 수 있다. 셋째, 허리에 하중을 주는 주요 요인 중에 하나는 비만이다. 적절한 운동으로 체중을 조절하면 허리에 가해지는 스트레스 혹은 하중이 줄어든다. 넷째, 허리에 뻐근함을 느끼거나 가벼운 통증이 있다면 앞에서 설명한 바와 같이 염좌일 가능성이 크다. 이러한 경우도 적절한 운동 요법이 통증을 줄여준다.

건강한 허리로 돌아가도록 돕는 운동법

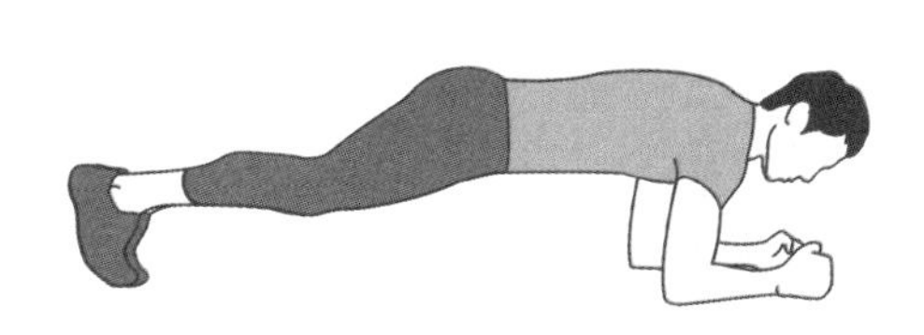

플랭크

- 어깨와 팔꿈치가 수직을 이루도록 자리를 잡은 뒤, 몸을 일자로 만든다.
- 엉덩이가 너무 올라가거나 내려가지 않도록 하며 자세를 유지한다.
- 거울로 운동 자세를 확인하면서 하는 것이 좋다.

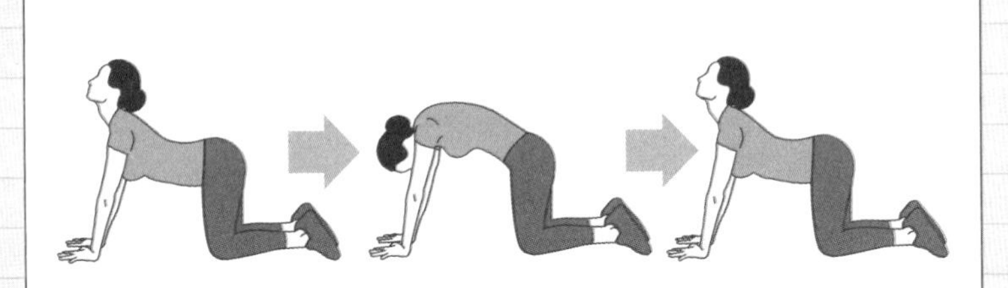

캣 카우(허리 올렸다가 내리기)

- 팔굽혀펴기를 한다고 생각하고 손목과 어깨의 위치가 일자가 되도록 한다.
- 이후 허리를 위쪽으로 둥글게 말아주었다가, 아래로 눌러준다.
- 고관절도 허리의 움직임에 맞춰 앞으로 내밀었다가 뒤로 보낸다.
- 고개는 허리를 말 때는 아래를, 허리를 펼 때는 앞을 본다.

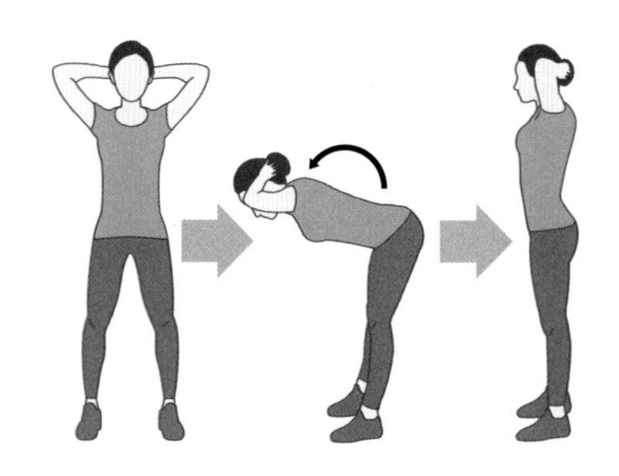

굿모닝

- 양발은 어깨너비로 벌리고 선 상태에서 양손을 머리 뒤로 깍지를 낀다.
- 허리와 등을 꼿꼿하게 편다.
- 인사하듯이 천천히 허리를 90도로 굽힌다.
- 허리의 힘으로 천천히 상체를 일으켜 세우는 동작을 반복한다.
- 척추를 일직선으로 유지하기 위해 전방을 지속적으로 응시한다.
- 12~15회 반복한다. 더 강한 운동 효과를 원한다면 가벼운 무게의 덤벨을 들고 해도 좋다.

- 이 동작은 요통이 있는 사람에게 많은 도움이 되는 운동이다. 데드리프트는 운동 기구가 필요하기 때문에 척추기립근을 강화하는 데에는 굿모닝이 더 효과적이다. 참고로 척추기립근은 척추 양옆을 따라 뻗은 근육이다. 척추기립근을 강화하면 몸에 중심이 잡혀 허리 디스크를 예방할 수 있다. 처음에 허리, 엉덩이, 다리 뒤쪽까지 근육이 늘어나는 자극을 느끼는 것이 동작의 핵심이다.

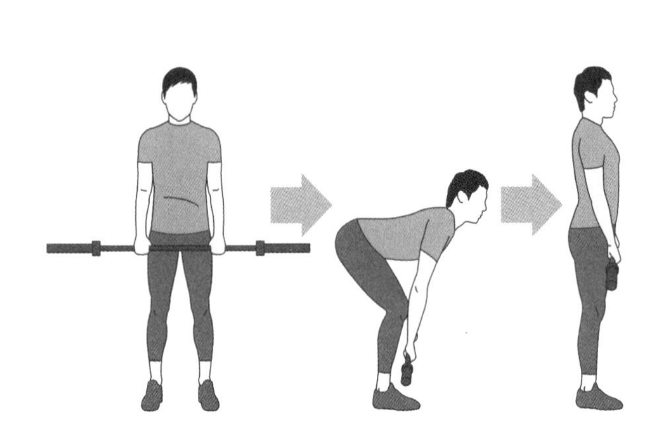

데드리프트

- 어깨너비보다 약간 넓게 다리를 벌리고 서서 어깨너비로 바벨을 잡는다.
- 허리를 똑바로 세워 차렷 자세를 취하듯 가슴을 내밀고 엉덩이를 뒤로 치켜 든다.
- 무릎을 살짝 구부리면서 바벨을 정강이까지 내린 다음, 몸을 앞으로 숙이면서 복부와 등을 긴장시킨다.
- 등으로 끌어당기는 느낌으로 바벨을 들어올리면서 일어선다.

- 둔근, 대퇴 후면 근육 등 전신 근육 발달에 영향을 끼치는 운동이다. 신체의 힘을 기를 수 있고, 몸통을 둘러싸고 있는 근육들의 근력을 전반적으로 끌어올릴 수 있다.

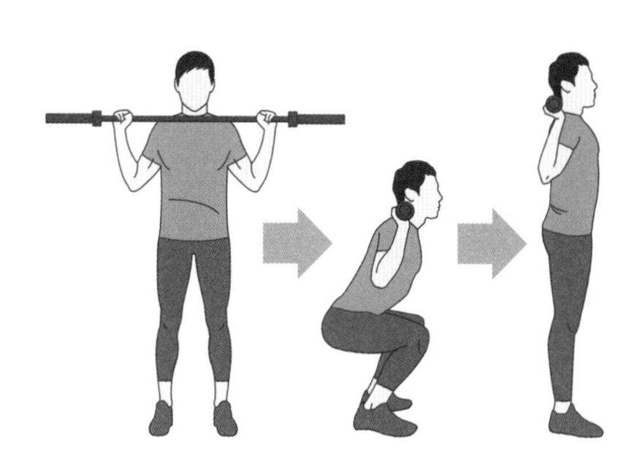

바벨 스쿼트

- 선 자세에서 어깨너비보다 넓게 바벨을 잡는다.
- 바벨을 들어 머리 뒤의 승모근에 위치시킨다.
- 시선은 정면을 향하고 복부에 힘을 주어 허리를 단단히 조인다.
- 무릎이 발끝보다 앞으로 나오지 않도록 하면서 허벅지와 수평이 될 때까지 앉는다.
- 발뒤꿈치로 민다는 느낌으로 허벅지에 힘을 주면서 일어선다.
- 안정성을 위해 허리는 항상 곧게 펴고, 척추의 곡선을 그대로 유지하면서 대퇴, 고관절, 아킬레스건에 무리가 가지 않도록 사전에 스트레칭한다.
- 바벨을 들어올리는 동안 머리를 숙이지 않는다.

- 허리에 통증이 있는 경우엔 덤벨 스쿼트나 레그 프레스 운동으로 대체하는 것을 추천한다. 엉덩이, 허벅지 전체, 종아리 근육을 사용해 에너지 소모가 많은 운동이다.

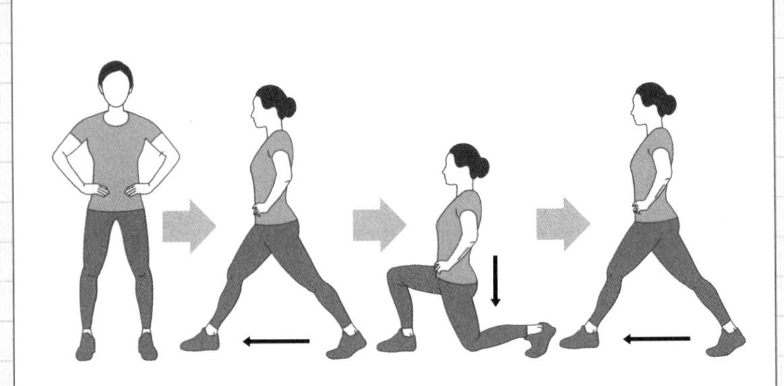

런지

- 두 발을 골반너비로 벌리고 허리에 손을 대고 바로 선다.
- 오른발을 앞으로 70~100센티미터 정도 벌려 내밀고, 왼발의 뒤꿈치를 세운다. 이때 시선은 정면을 향한다.
- 등과 허리를 똑바로 편 상태에서 오른쪽 무릎을 90도로 구부리고 왼쪽 무릎은 바닥에 닿는다는 느낌으로 몸을 내린다.
- 하체의 힘을 이용해 천천히 처음 자세로 돌아온다.
- 반대쪽도 같은 방법으로 반복한다.
- 앞으로 내민 무릎이 발끝을 벗어나지 않도록 주의한다.
- 허리가 앞으로 숙여지지 않도록 한다.

- 허벅지와 엉덩이에 탄력을 주며 하체 근력을 강화해준다. 하체 근육 발달을 통해 허리 통증이 완화된다. 자신의 체중을 이용해 운동해도 충분한 자극을 느낄 수 있지만, 더 강한 효과를 원한다면 덤벨이나 바벨을 활용해볼 수도 있다.

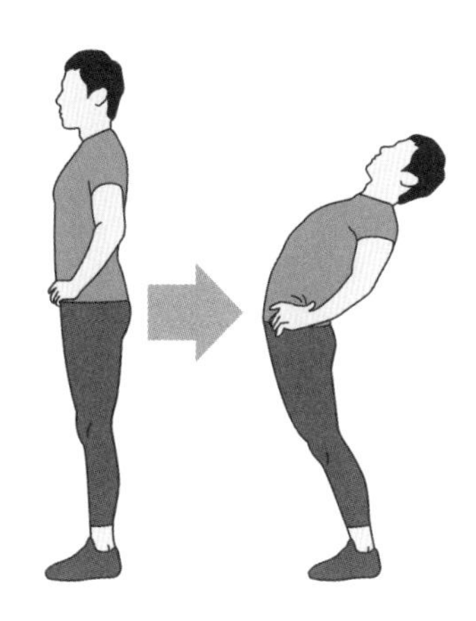

허리 펴주기

- 양발을 어깨너비만큼 벌린 뒤 양손으로 허리 앞쪽을 꾹 눌러준다.
- 시선은 하늘을 향하고 허리를 뒤로 쫙 펴준다.
- 동작을 반복한다.

- 앉아 있는 시간이 많다면 시간이 날 때마다 자주 해주는 것이 좋다. 특히 앉아서 일하는 직장인이라면 일하는 도중에 1분이라도 시간을 내서 허리를 펴보자. 잠깐의 스트레칭만으로도 허리 컨디션을 끌어올릴 수 있다.

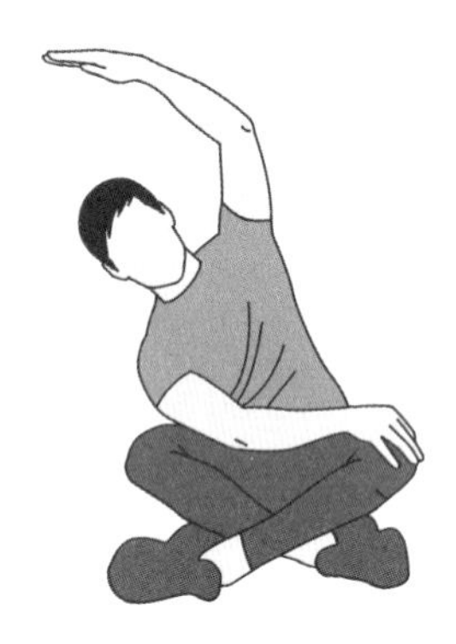

요방형근 스트레칭 1

- 책상다리로 앉은 상태에서 왼손으로 오른쪽 무릎을 잡는다.
- 오른손을 들어 왼쪽으로 기울여서 옆구리를 늘인다.
- 약 30초간 자세를 유지한다. 이때 숨을 참지 말고 천천히 심호흡한다.
- 반대쪽도 같은 방법으로 반복한다.

- 요방형근은 골반 뒤쪽에서부터 허리등뼈를 따라 마지막 갈비뼈까지 붙어 있는 근육이다. 걷거나 일상생활을 할 때 굉장히 자주 쓰는 근육으로 요방형근이 뭉치면 허리 바깥쪽과 골반에 통증이 온다. 디스크를 제외한 허리 통증 중 가장 많은 부분을 차지하기 때문에 틈틈이 스트레칭해주는 것이 좋다.

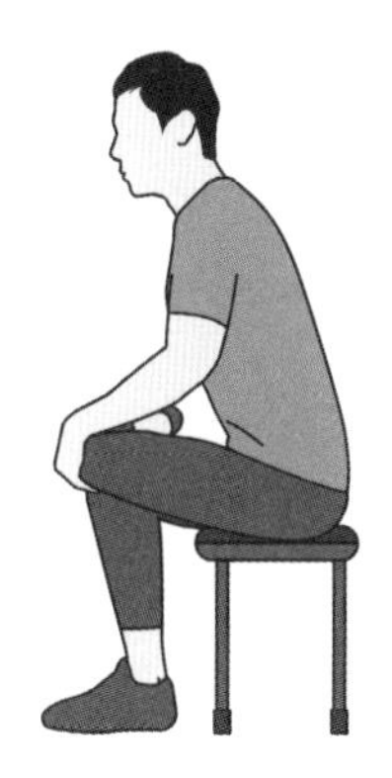

요방형근 스트레칭 2

- 의자에 앉은 채로 오른쪽 발목을 왼쪽 무릎에 올린다.
- 허리를 완전히 편 후 앞으로 숙인다.
- 엉덩이 근육이 이완되는 것을 느끼며 30초간 유지한다.
- 반대쪽도 같은 방법으로 반복한다.

- 오래 앉아 있거나 서 있을 경우, 햄스트링이 굳어지고 짧아져 허리 통증 및 골반 통증을 유발하기도 한다. 햄스트링은 허벅지 뒤쪽 부분의 근육과 힘줄을 뜻한다. 짧아진 햄스트링으로 인해 골반이 후방경사(장기가 뒤쪽으로 굽어 있는 상태)되면서 허리와 골반에 통증이 나타나는 것이다. 햄스트링을 스트레칭할 때에는 허리를 꼿꼿하게 펴고 햄스트링만 늘여주는 것이 중요하다.

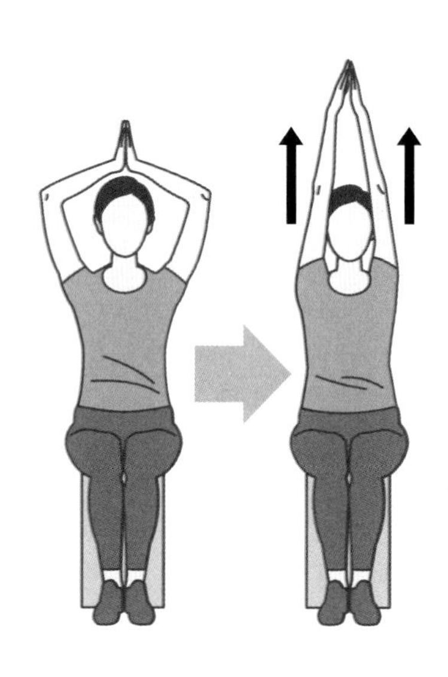

앉아서 척추 펴기

- 척추 라인을 바르게 잡아 앉고 양발을 모은다. 양손을 마주대고 머리 위로 올린다.
- 양팔을 귀 옆에 붙여 최대한 들어올린다. 척추와 등 근육이 곧게 펴지도록 팔을 쭉 들어올린다.
- 5~10초 동안 자세를 유지한다. 하체는 그대로 두고 상체만 쭉 펴는 느낌으로 운동한다.

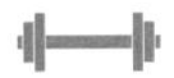

목 상태를 예전으로 되돌리기 위한 운동 요법

: 스마트 시대의 고질병, 목 통증 바로 알기

나는 주로 지하철을 이용해 출퇴근을 한다. 대학에 입학하면서 서울에 올라왔는데 그때 처음으로 탄 지하철 풍경은 참으로 다양했다. 신문 보는 사람, 독서하는 사람, 잠을 자는 사람, 그냥 바깥 구경을 하는 사람…. 하지만 지금의 지하철 풍경은 거의 비슷하다. 스마트폰의 대중화로 많은 사람이 지하철에서 스마트폰만 들여다보고 있다.

스마트폰으로 정말 다양한 것들을 하기는 한다. 게임을 하기도 하고,

영화나 드라마를 보기도 하고 영어 공부를 하거나 메시지를 보내기도 한다. 서로 다른 방식으로 시간을 보내고 있지만, 앉아 있는 자세는 정말 비슷하다.

각종 매체에서 거북목이나 다양한 목 통증(여기서 목 통증은 감기 등에 의한 인후통이 아니고, 근골격계나 신경증에 의한 통증을 지칭한다)에 대한 건강 특집을 왜 다루는지 짐작이 된다.

목의 통증 역시 가장 흔한 만성통증 중 하나다. 특히 선진국에서 더 높은 빈도로 발생하며, 살면서 대략 50퍼센트의 인구가 목 통증을 경험한다. 그만큼 목 통증은 스마트폰이나 컴퓨터 같은 디지털 기기와 밀접한 연관이 있다. 대부분의 급성 목 통증은 자연적으로 치유되지만 30퍼센트 정도는 통증을 계속 느끼고 1년 전후로 재발한다고 알려져 있다. 그리고 절반 정도의 환자에서는 신경을 누르거나 하는 등의 신경병증(Neuropathic Symptoms)이 동반되기도 한다.

목 통증의 위험 인자에는 정신적인 요인, 유전적 요인, 나쁜 잠자리 습관, 흡연, 비만, 좌식 생활, 이전 목 통증 이력, 외상, 허리 통증, 나쁜 전신 몸 상태 등이 알려져 있다.

목의 구조

목에서도 좀 지루하지만 간단한 해부학적 내용은 짚고 넘어가야겠다. 우리 몸의 다양한 병에 대한 이해는 기본적으로 해부학적 이해에서부터 시작하기 때문이다. 목은 일곱 개의 목뼈(경추, Cervical Spine)가 가운데에서 지지하고 있으며, 이 목뼈는 C1~7로 지칭한다. 머리뼈와 C1, 2 목뼈가 연결되어 머리를 움직인다. 목뼈는 여러 가지 인대와 근육들이 지지하고 있으며 목뼈 안에 있는 경수(Cervical Spinal Cord)를 보호하는 역할을 한다.

목뼈 사이에는 허리뼈와 마찬가지로 디스크가 존재하며, 이 디스크는 충격을 흡수해주는 쿠션 역할을 한다. 디스크에 충격이 심하게 가해지거나 퇴행성 변화로 인해 허리와 같이 디스크 탈출증(소위 말하는 디스크)이 나타날 수 있다. 이때 목 신경이나 경수를 누르게 되면 신경증(Radiculopathy)이나 척수증(Myelopathy)이 발생한다. 목뼈와 목 디스크 앞뒤에는 전종인대(Anterior Longitudinal Ligament)와 후종인대(Posterior Longitudinal Ligament)라는 강한 인대가 지지하고 있는데, 심한 충격에 의해 손상을 받으면 목뼈가 불안정해질 수 있다.

목뼈 역시 주위의 다양한 근육들이 목을 보호하고 움직임을 돕는다. 따라서 이 근육들을 지키고 단련하는 것이 목 건강의 핵심이다. 이 근육들이 머리를 꼿꼿하게 받쳐서 정상적인 자세를 유지하게 도와주고 목의 자유로운 운동을 가능하게 만든다. 목 근육을 과도하게 사용하거나 목 근육에 무리한 자극을 주게 되면 목 염좌가 발생하거나 목 근육의 긴장도를 높일 수 있다. 이 경우 근긴장성 두통(Muscle Tension Headache)이 생기기도 한다.

목 통증의 증상과 원인

목 통증에는 다양한 원인이 있다. 목을 구성하는 목뼈, 목 디스크, 목뼈

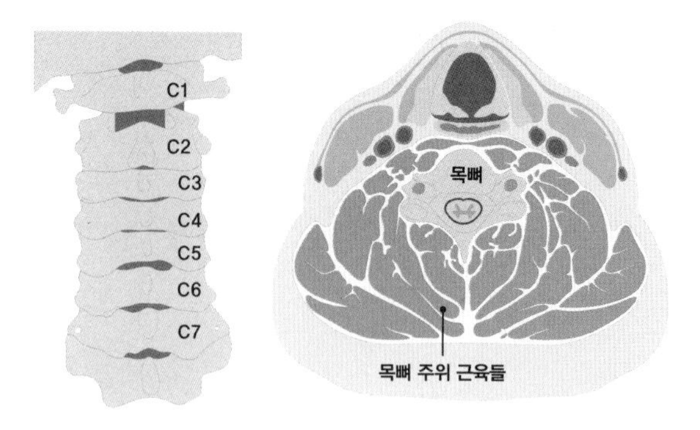

목뼈의 구조

목뼈 주위에는 튼튼한 인대와 근육이 둘러싸고 있으며, 목을 보호하고 움직인다. 목뼈 후방부에도 허리와 마찬가지로 척수관이 있으며 이 안에 중요한 척수가 들어 있다. 척수에서 나오는 신경 가지들이 신경 구멍을 통해 목뼈 밖으로 빠져나와 목과 양팔을 지배하고, 통증도 전달한다.

인대, 목 근육, 목 신경, 경수 등 모두 목 통증의 원인이다. 그리고 이러한 원인은 복합적으로 나타날 수 있다.

목 염좌

목 염좌는 목 근육의 수축을 일으키는 손상으로 인해 발생한다. 목 염좌의 원인은 주로 일상생활의 스트레스로 인한 나쁜 자세나 심리적 이유에 의한 근육 긴장 혹은 나쁜 수면 습관 등이 있다. 스포츠 손상 또한 목 염좌의 중요한 원인이 될 수 있다. 목 염좌의 증상에는 목과 어깨의 통증, 긴장감 및 딱딱한 느낌 등이 있으며 이러한 증상들은 몇 주 동안 지속되기도 한다.

경추증

경추증은 목뼈에 생기는 다양한 퇴행성 변화 및 이로 인한 관절염을 일반적으로 부르는 용어다. 나이가 들면서 척추뼈는 두꺼워지고 척추에 골돌기체라 불리는 뼈의 증식 현상이 일어난다. 염증이 있는 관절들과 골돌기체들이 척수 신경을 누르거나 경부의 혈관을 압박할 수 있다. 주로 45세 이상의 남성에게 많이 나타나지만 간혹 외상을 입은 젊은 사람들에게도 생긴다. 증상으로는 목의 통증 및 약화, 팔이나 어깨의 얼얼한 느낌 및 이상 감각, 제한된 목 움직임 등이 있다. 간혹 귀의 통증을 느낄 수도 있다.

목 디스크성 통증

목 디스크성 통증은 목 통증의 가장 흔한 원인 중 하나다. 경추 사이의 목 디스크에 발생한 퇴행성 변화로 인해 통증을 느끼는 것이다. 주로 고개를 돌리거나 수그리는 동작을 할 때 아픔을 느낀다. 목 디스크성 통증은 독서나 컴퓨터 작업 등 목을 같은 자세로 오랫동안 유지하는 경우 더욱 심해진다. 때론 목 근육의 수축이나 경직이 동반될 수 있다. 목 디스크성 통증은 연관통이나 팔과 어깨의 이상 감각이 함께 나타나기도 한다.

목 후관절 증후군

목뼈에도 허리뼈와 마찬가지로 후관절이 존재한다. 목뼈의 후관절은 목뼈의 양

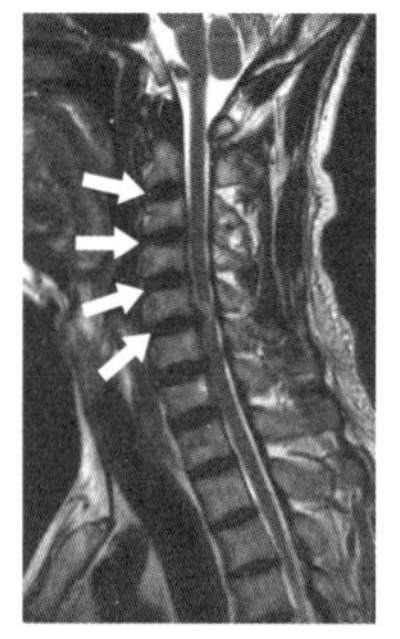
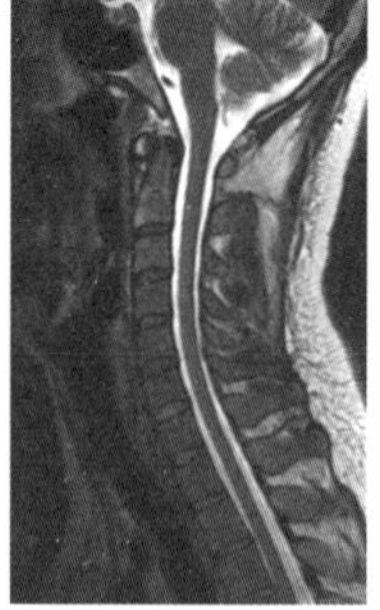
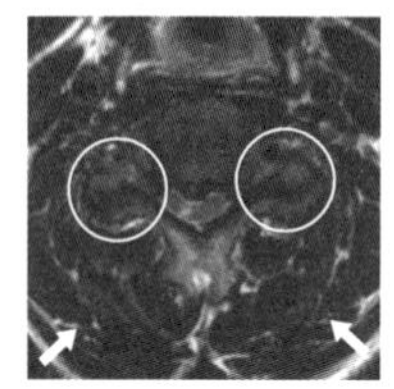
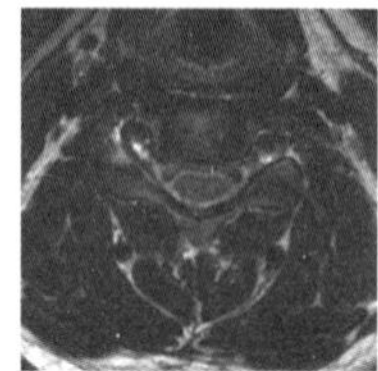

목 디스크 환자와 정상인의 MRI 비교

좌측은 목 디스크 질환을 가진 60대 남성이고, 우측은 목 상태가 정상인 40대 남성이다. 60대 남성은 심한 목 통증과 팔 저림 증상을 호소했다.

상단 사진 속 화살표가 가리키는 구조물이 디스크다. 좌측 환자의 경우 디스크가 검은색으로 퇴행성 변화를 보일 뿐만 아니라, 디스크 사이의 목뼈도 주저앉아서 높이가 줄어들어 있다.

좌측 환자의 하단 MRI를 보면 목뼈 주위 근육의 지방 변성으로 인한 하얀 변화(화살표)가 우측에 비해 뚜렷하다. 후관절에도 퇴행성 변화가 보인다(동그라미 부분).

옆에 위치해 목의 움직임 대부분을 관장한다. 목뼈 후관절에 퇴행성 변화 혹은 다른 원인에 의해 관절염이 생기면 목 후관절 증후군이 나타나게 되는데, 이때 목의 중간 부위나 양옆에 통증이 발생할 수 있다. 여기서 말하는 후관절을 이해하려면 목뼈를 입체적으로 생각해보면 된다. 목뼈의 앞쪽에는 디스크가 있고 뒤쪽에는 후관절이 있다. 즉, 후관절은 후방에 있는 관절이다.

목 후관절 증후군에 의한 통증은 어깨, 귀, 턱을 포함한 머리 아랫부분이나 팔에 나타난다. 목을 뒤로 젖히는 동작을 반복하는 경우에도 생길 수 있다.

목 근막 통증 증후군

근막은 근육을 둘러싸고 있는 얇고 투명한 막이다. 어떠한 원인에 의해 근막이 짧아지고 뭉쳐지면 통증이 생기고 이 통증이 다른 곳으로 퍼지게 된다. 근막 통증 증후군은 근막이나 근육에 통증 유발점이 있어 해당 근육에 통증 및 이와 관련된 연관통 등의 여러 증상이 생기는 병을 말한다. 흔히 '담에 걸렸다'고 표현하는 질환이며, 누구나 살면서 한 번쯤은 걸릴 정도로 흔하다.

정확한 원인은 밝혀지지 않았으나 잘못된 자세와 스트레스가 주요한 원인으로 꼽히고 있다. 근육의 과도한 사용, 지속적인 수축이나 이완, 외상 등에 의해 근육에 산소가 공급되지 않을 때 발생한다. 통증 유발점은 주로 목덜미, 어깨, 등, 허리의 근육에 생긴다. 이 부위의 근육들은 쉬지 못하고 계속해서 과도하게 긴장하기 때문에 상대적으로 영양분과 산소가 부족하다. 근막 통증 증후군 환자들이 컴퓨터를 사용하는 자세나 독서, 운전하는 자세를 옆에서 살펴보면 허리는 의자에 뒤로 비스듬히 기대어 앉아 있고 어깨는 앞으로 구부정하게 하고 있으며 머리는 앞으로 쑥 빼고 있다. 장시간 이런 자세를 취하면 목덜미와 어깨 주변의 근육이 쉬지 못하고 계속 긴장해 통증이 나타나고 심하면 통증 유발점이 생기게 된다.

통증 유발점이 있는 부위의 근육은 딱딱하게 만져지며, 누르면 이 부위에 통증이 느껴지는 것뿐만 아니라 주변 다른 부위에도 통증이나 저림이 나타난다. 주로 근육통이 발생하는데 깊고, 쑤시는 듯하며 타는 듯한 느낌이 특징이다. 근육을 당기면 통증이 더욱 심해지고 운동 범위가 제한된다.

거북목 증후군

거북목 증후군은 평소 컴퓨터 모니터를 많이 보는 사람, 특히 낮은 위치에 있는 모니터를 내려다보는 사람에게 많이 발생한다. 이런 자세가 오래되면 목, 어깨의 근육과 인대가 늘어나 통증이 생긴다. 거북이가 목을 뺀 상태와 비슷하다 하여 거북목 증후군이라는 이름이 붙여졌다.

대표적인 증상으로 목덜미와 어깨가 뻐근하고 아프다. 또 어깨 근육이 많이 뭉쳐 있고 두통이 생기면서 쉽게 피곤해진다. 이와 더불어 작업 능률, 학습 능률이 떨어지고, 신경질이 나고 예민해진다. 팔의 저림을 느낄 수 있고 드물게 불면증, 어지럼증을 겪기도 한다.

목에 발생하는 다양한 통증의 원인에는 앞서 설명한 바와 같이 퇴행성 변화, 평소 잘못된 자세 및 부자연스러운 목 동작을 유발하는 직업 환경 등으로 요약할 수 있겠다. 이러한 요인들을 예방할 수 있는 목 운동을 꾸준히 하는 것이 중요하다.

운동의 효과는 앞에서 설명한 허리 운동의 효과와 비슷하다. 근육량 유지를 통해 목을 안정적으로 만들어주고, 꾸준한 스트레칭을 통해 긴장된 목 근육을 완화시킬 수 있다.

나 역시 몇 년 전에 목 통증으로 한동안 고생한 적이 있다. 장시간의 컴퓨터 작업과 안 좋은 수면 자세 등이 원인이었다. 테니스를 칠 때 특히 서브 동작에서 목 주변 관절 및 근육의 움직임이 중요한데 제대로 움직이지 않으니 여간 불편한 게 아니었다. 며칠을 진통제로 버티다가 통증의

학과 교수에게 문의하고, 목 근막 통증 증후군 같다는 이야기를 들었다. 목 근막 통증 증후군의 치료법 중에 하나로 통증 유발점에 국소 마취제를 주사하는 주사 요법이 있다. 급한 마음에 주사 요법을 받고 증상이 좀 나아지는 듯했다. 그런데 다시 증상이 재발하는 게 아닌가?

이를 계기로 나는 운동 전후 스트레칭을 굉장히 열심히 하게 됐다. 점심시간이나 저녁시간에 급하게 운동을 하느라 준비 운동이나 정리 운동을 생략하는 경우가 많았는데 이것이 목 통증의 원인이 아니었나 싶다. 그리고 컴퓨터 작업 시 바른 자세를 유지하려는 습관도 들였다. 요즘 나이를 불문하고 스마트폰 사용이 많이 늘면서, 목의 불편감을 느끼는 사람들이 정말 많다. 하루 10분만 목 운동에 투자해보자. 일상생활 속에서 우리를 괴롭히던 목 통증에서 벗어나고 행복을 느낄 수 있을 것이다.

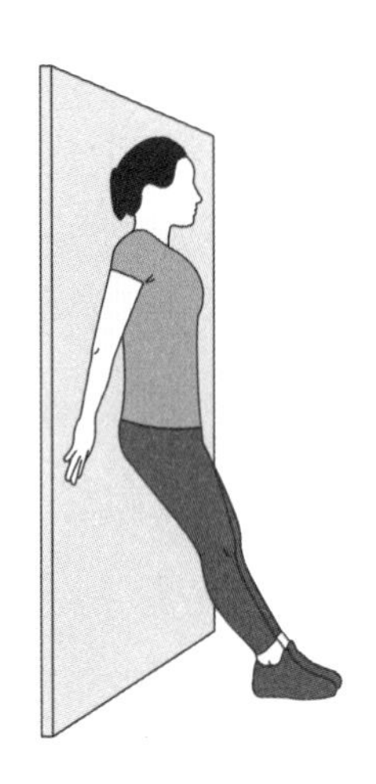

거북목 교정 운동 1

- 벽에 등과 엉덩이가 닿게 선다.
- 등을 벽에 기댔을 때 어깨가 말리지 않도록 어깨를 뒤로 쭉 밀어준다.
- 뒤통수까지 벽에 붙이고, 턱은 들리지 않도록 내린다.
- 그 상태에서 한 발자국만 앞으로 걸어 나온다.
- 옆에서 봤을 때 귀와 어깨는 일직선으로 유지되고, 절대 상체가 휘어지지 않도록 주의한다.
- 3분간 유지한다.

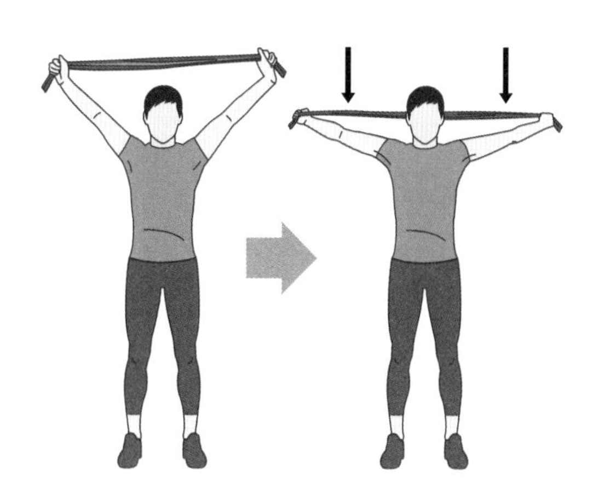

거북목 교정 운동 2

- 준비한 끈의 끝을 어깨너비보다 넓게 양손으로 잡는다.
- 천천히 손을 머리 위로 올려 10초 정도 유지한다.
- 이때 목이 젖혀지지 않도록 한다.
- 가능하다면 머리 위를 지나서 뒤쪽으로 팔을 쭉 뻗는다. 통증이 느껴진다면 할 수 있는 만큼만 팔을 올려준다.
- 통증이 없는 자세에서 10초씩 유지한다.
- 다시 양팔을 정수리 위로 가져와서 오른쪽, 왼쪽으로 천천히 기울인 뒤 10초씩 자세를 유지한다. 이때 상체가 앞이나 뒤로 쏠리지 않아야 한다.

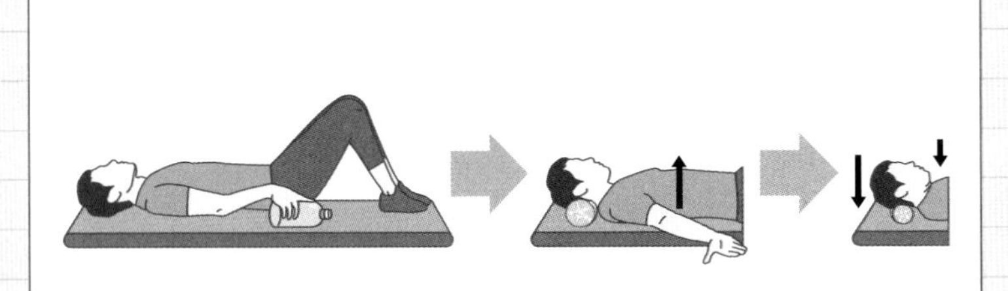

페트병을 이용한 거북목 교정

- 무릎을 굽히고 편하게 눕는다.
- 목덜미의 후두하근(뒤통수 밑에 있는 네 쌍의 근육) 부위에 페트병을 대고 눕는다.
- 손바닥을 위로 향하게 하고 팔을 45도 정도 벌린다.
- 엄지손가락이 바깥을 향하도록 최대한 돌린다.
- 견갑골을 모으면서 가슴을 살짝 내민다.
- 턱을 아래로 당기면서 후두하근을 같이 눌러준다.
- 정면을 바라보며 2분 동안 자세를 유지한다.
- 왼쪽, 오른쪽으로 얼굴을 돌려 2분 동안 자세를 유지한다.

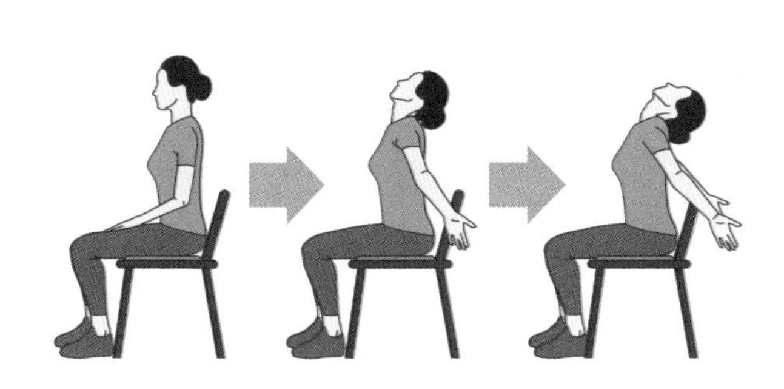

앉아서 하는 목 신전 운동 1

- 의자에 앉아 허리를 꼿꼿이 편다.
- 양팔은 바닥을 향해 늘어트리고, 양측 날개뼈가 서로 닿을 수 있도록 뒤로 모아준다.
- 통증이 없는 범위 내에서 고개를 뒤로 젖힌다.
- 5~10초 정도 자세를 유지한다.

- 신전 운동은 신체의 근육을 펴는 것을 목적으로 하는 운동으로, 목 신전 운동은 목의 근육을 펴는 것을 목적으로 한다. 30분에 1회 정도가 적당하고, 자주 할수록 더 좋다.

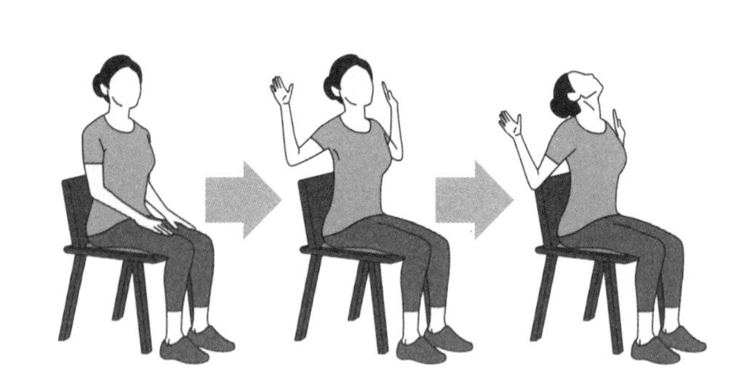

앉아서 하는 목 신전 운동 2

- 의자에 앉아 허리를 꼿꼿이 편다.
- 몸이 W 모양이 되도록 가슴을 활짝 펴고 양팔을 벌린다.
- 통증이 없는 범위 내에서 턱을 들어 고개를 뒤로 젖힌다.
- 5~10초 정도 자세를 유지한다.

- 30분에 1회 정도가 적당하고, 자주 할수록 더 좋다.

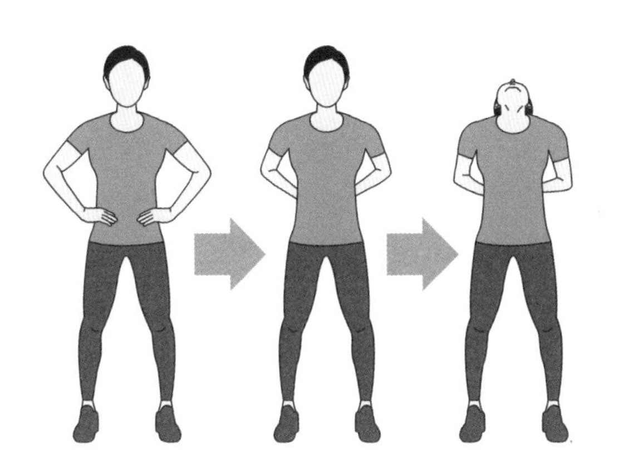

서서 하는 목 신전 운동

- 발을 어깨너비로 벌리고 정면을 바라보고 선다.
- 양손을 허리에 대고 허리를 앞으로 내밀면서 통증이 없는 범위까지 천천히 상체를 뒤로 젖힌다. 이때 코로 숨을 들이마신다.
- 상체를 뒤로 젖힌 상태에서 숨을 멈추고 5초 센다.
- 숨을 내쉬면서 천천히 원래 자세로 되돌아온다.

- 한 번 할 때 5회씩 반복하고, 자주 할수록 더 좋다.

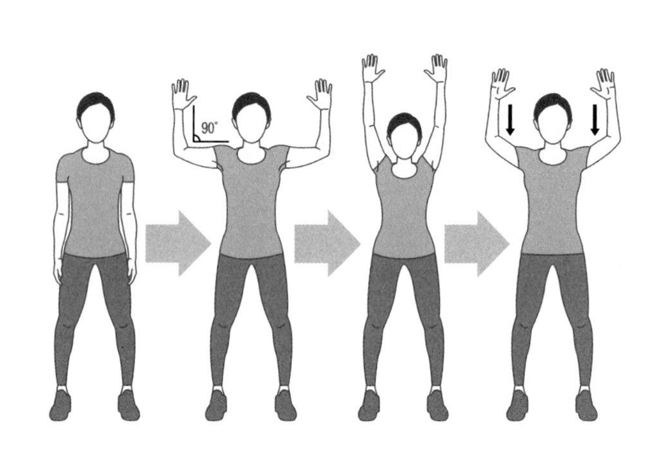

플라잉 버드

- 10센티미터 정도의 공간을 두고 등을 벽에 붙이고 선다.
- 팔꿈치를 90도로 구부려서 함께 벽에 붙인다.
- 손을 수직으로 쭉 올린다. 이때 어깨가 올라가지 않도록 주의하고 팔이 벽에서 떨어지지 않도록 신경 써야 한다.
- 팔을 천천히 내린다.
- 10회씩 3세트 반복한다.

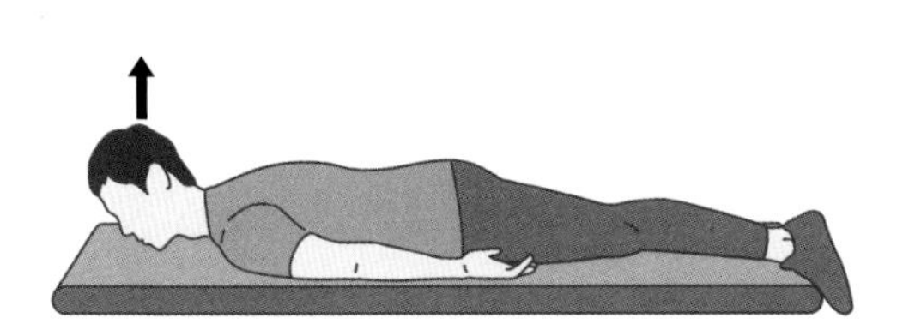

엎드려서 하는 목 근육 강화 운동

- 방바닥에 엎드린다.
- 양팔을 바닥에 붙이고 그 상태에서 고개만 최대한 든다.
- 약 5초간 멈췄다가 다시 내린다.
- 가슴과 팔은 바닥에 붙여야 허리가 아닌 목 운동으로서 효과를 볼 수 있다.

- 퇴근 후 이미 누워버렸다면, 방에서 나갈 생각이 전혀 없다면 그 자리에서 당장 엎드려서 목 근육을 강화해보자.

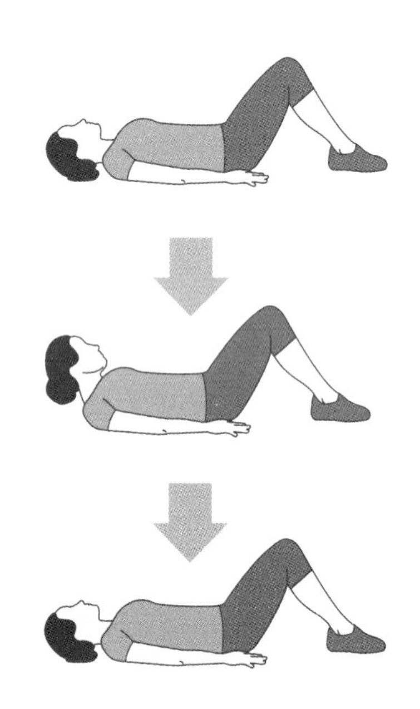

누워서 하는 목 근육 강화 운동

- 천장을 바라보고 누워 다리를 살짝 세운다.
- 턱을 가슴 쪽으로 당긴다.
- 그 상태로 고개를 들어 시선은 정면(다리 방향)을 향한다.
- 상체나 어깨가 들리지 않은 상태로 7초간 유지했다가 다시 고개를 내린다.
- 5~10회 반복한다.

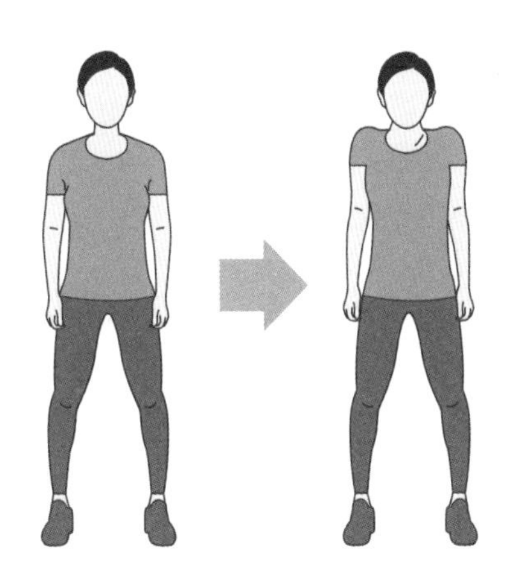

서서 하는 목 근육 강화 운동

- 어깨에 힘을 빼고 양팔을 편 상태를 유지한다.
- 양쪽 어깨를 귀 쪽으로 최대한 들어올린다.
- 5초간 유지하고 10회 반복한다.

\- 이 자세가 익숙해지면 뒷짐을 지고 반복한다.

탄력밴드를 이용한 목 통증 완화 운동

탄력밴드는 고무 재질의 운동기구로 고무의 탄성을 이용해 스트레칭부터 근력 강화까지 가능하다. 필라테스와 요가를 포함한 여러 운동 분야에서 다양하게 활용되고 있다. 가볍고 부피가 작아 휴대와 보관이 편리하고, 줄을 어떻게 잡느냐에 따라 강도를 조절할 수 있다는 것이 큰 장점이다.
밴드를 길게 잡으면 가벼운 강도로 운동할 수 있으며, 반대로 밴드를 짧게 잡거나 이중으로 겹쳐 잡으면 강도를 더 올릴 수 있다. 노인이나 근육의 힘이 약한 사람은 밴드를 길게 잡는 대신 동작 횟수를 늘리는 것이 좋겠다.

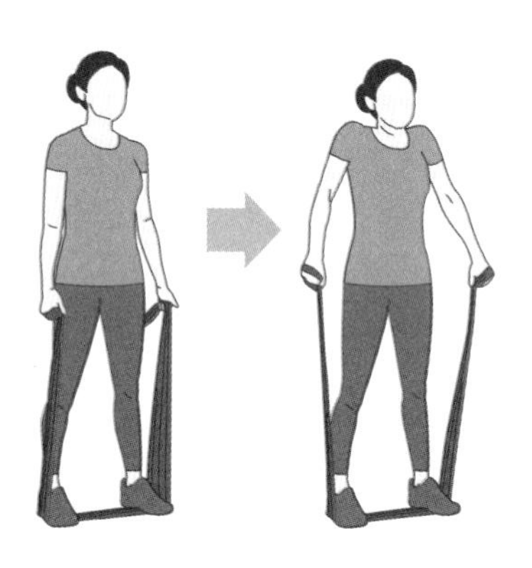

어깨 위로 들어올리기

- 발로 밴드를 고정시킨 상태에서 양어깨를 들어올린다(밴드가 없다면 아령이나 물병을 들고 해도 괜찮다).
- 올릴 때 3초, 내릴 때 3초 속도로 10~12회씩 3세트 반복한다.

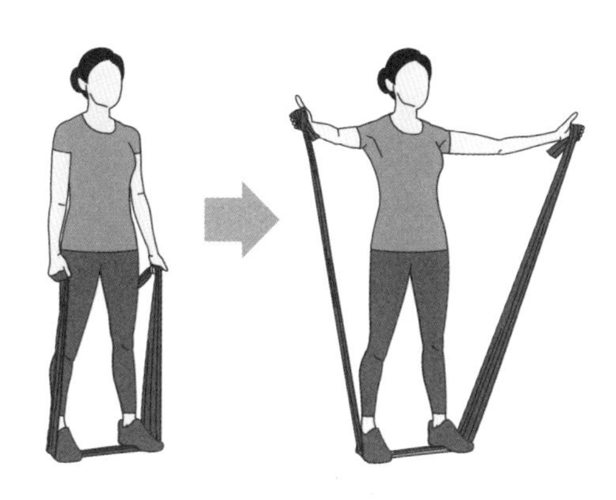

양팔 옆으로 들어올리기

- 다리를 어깨너비만큼 벌린다.
- 밴드를 양발로 밟아 고정시키고 양손에 밴드를 잘 감은 후 양팔을 엉덩이에서 어깨 높이까지 옆으로 들어올린다.
- 팔을 들어올릴 때 2초, 내릴 때 3초의 속도로 움직인다.
- 10~12회씩 3세트 반복한다.

건강한 목으로 돌아가도록 돕는 운동법

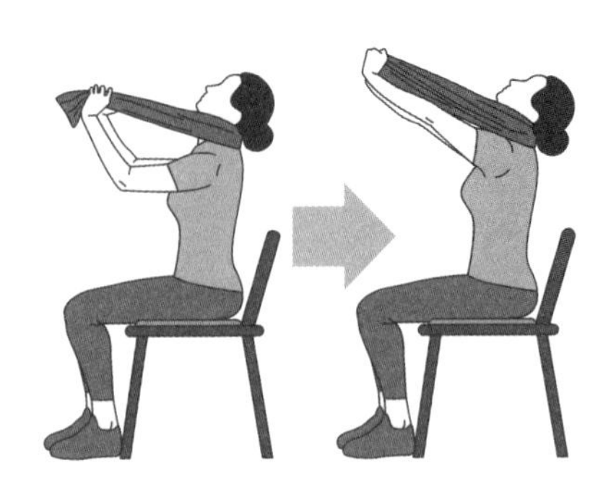

수건을 이용한 목 근육 강화 운동 1

- 수건을 목 뒤로 두른 후 양손으로 수건 끝을 잡는다.
- 수건을 앞으로 당기면서 머리와 목은 뒤로 향하게 힘을 준다. 수건을 쥔 손은 머리와 반대 방향 30~40도 정도의 각도로 당긴다.
- 5~10초간 유지하며 10~20회 반복한다.

- 샤워 혹은 세수하기 전에 수건으로 쉽게 목 근육을 강화해보자. 꼭 앉아서 하지 않아도 되니 오늘부터 집에서 씻기 전에 따라 해보면 좋겠다.

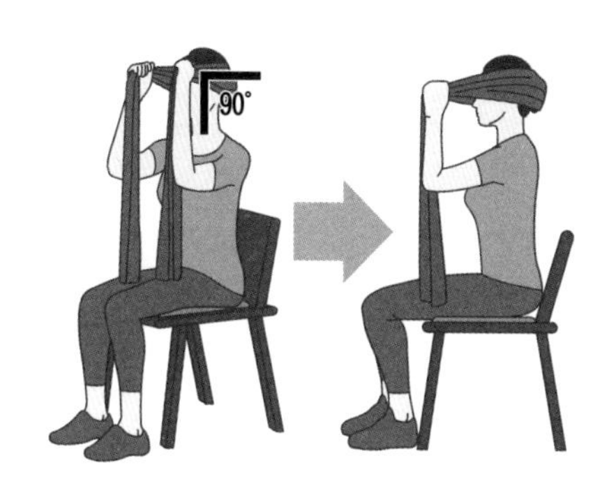

수건을 이용한 목 근육 강화 운동 2

- 수건을 머리 뒤쪽, 정수리보다 조금 아래 위치한 곳(후두골)에 감싼다.
- 양손을 앞으로 모아 90도를 유지한다.
- 수건을 전방으로 당기면서 후두골을 뒤로 민다. 이때 턱이 들리지 않게 주의한다.
- 10초간 유지하며 10~20회 반복한다.

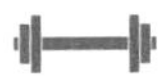

어깨 상태를 예전으로 되돌리기 위한 운동 요법

: 일상생활의 불청객, 어깨 통증 바로 알기

아파트 단지 근처 공원에 있는 어깨 돌리는 기구를 볼 때마다 드는 생각이 있다. '어깨가 좀 뻐근한데 나도 가서 한번 돌려볼까?' 하지만 어르신들이 이미 자리를 차지하고 계셔서 차마 가서 돌려보지는 못하고 집에 가서 스트레칭을 하기로 맘먹는다.

어르신들이 입에 자주 올리는 건강 관련 단어 중 하나가 아마도 '오십견'일 것이다. 50대에 많이 생기는 어깨 통증이라고 해서 붙여진 이름으로 과거에는 반복적인 가사노동을 하는 여성에게서 많이 발병하곤 했다. 그러나 요즘은 장시간의 컴퓨터와 스마트폰 사용으로 그 이름이 무색하게 20~40대에서도 흔하게 나타나는 추세다.

어깨 통증은 허리 통증 다음으로 가장 흔한 근골격계 통증이며, 역시 성인들이 호소하는 '빅 5 통증' 중 하나다. 확률적으로 매년 1퍼센트의 성인이 새로이 어깨 통증을 겪게 된다. 어깨 통증은 어깨 관절의 움직임에 제한을 가져와 머리 감기, 옷 입기 같은 기본적인 일상생활에 불편함을 주기도 하고 심하면 두통과 불면증, 우울증 등이 동반되기도 한다.

어깨의 구조

어깨는 인체에서 가장 광범위하고 다양한 동작이 가능한 관절이다. 해부학적으로 다소 어렵고, 이를 구성하는 구조물들의 용어도 생소하다. 따라서 어깨의 모든 구조물을 다 살펴볼 필요는 없다. 여기에서는 꼭 알아야 하는 어깨의 중요한 구조물만 짚어보자.

어깨 관절은 절구관절(Ball-and-socket Joint)로 분류되며, 위팔뼈(상완골, Humerus), 빗장뼈(쇄골, Clavicle), 어깨뼈(견갑골, Scapula) 이렇게 세 개의 뼈로 구성되어 있다. 이 세 개의 뼈 사이사이에 있는 연골은 쿠션 역할을 한다. 그중 두 개의 중요한 관절이 있는데, 견봉쇄골 관절(Acromioclavicular Joint)과 상완와 관절(Glenohumeral Joint)이 그것이다. 견봉쇄골 관절은 어깨뼈와 빗장뼈가 만나는 관절로 어깨의 가장 윗부분을 차지하고, 상완와 관절은 어깨뼈의 바깥쪽과 위팔뼈의 위쪽 부위의 볼(Ball) 모양 부위가 만나서 이

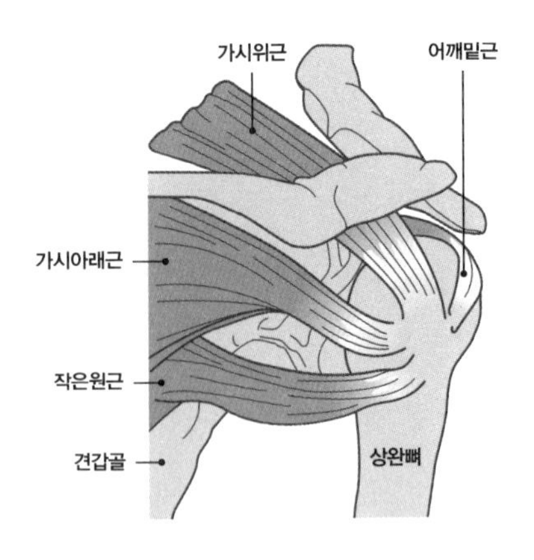

어깨의 구조

어깨 관절이 자유롭게 움직일 수 있는 이유는 어깨 관절 주위의 근육 및 힘줄로 이루어진 회전근개(Rotator Cuff)라는 구조물 때문이다. 회전근개는 가시위근(Supraspinatus Muscle), 가시아래근(Infraspinatus Muscle), 어깨밑근(Subscapularis Muscle), 작은원근(Teres Minor Muscle) 이렇게 네 개 근육의 힘줄로 구성되어 있다. 회전근개의 운동 범위에 따라 어깨 움직임이 좌우된다. 힘줄은 근육이 뼈에 붙는 부위로 매우 질긴 콜라겐이 주성분인 결체 조직이다. 어깨 주위에서는 회전근개의 힘줄들이 어깨를 움직일 수 있도록 돕는다.

루어진다. 상완와 관절이 소위 어깨 관절이라고 불리는 부위다.

어깨 통증의 증상과 원인

어깨 통증의 가장 흔한 원인은 회전근개 문제(약 85퍼센트를 차지)다. 어깨 통증 환자의 대부분이 치료에 잘 반응하지만 약 15퍼센트의 환자는 만성

화가 되거나 재발하는 경향이 있다.

어깨 손상은 다양한 노동 활동, 과격한 운동, 반복되는 어깨 움직임에 의해 발생하며 나이가 들수록, 특히 60세 이상의 고연령 군에서 빈번하다. 이는 노화에 따른 퇴행성 변화로 회전근개가 약해지기 때문이다. 자주 발생하는 어깨 통증의 원인에 대해 살펴보자.

활액낭염

활액낭(Bursae)은 어깨 관절에 존재하는 작은 물주머니 같은 구조물이다(물론 다른 관절에도 존재한다). 이 물주머니는 뼈와 근육, 힘줄 같은 연부조직 사이에 위치하여 근육이나 힘줄이 움직일 때 생길 수 있는 뼈와의 마찰을 줄여주는 또 하나의 쿠션 역할을 한다. 앞에서 설명한 어깨 관절의 연골처럼 말이다. 연골은 뼈와 뼈 사이의 쿠션이라고 할 수 있고, 활액낭은 뼈와 연부조직 사이의 쿠션인 셈이다. 어깨 관절의 과격한 사용은 활액낭에 염증을 초래할 수 있는데, 이 때문에 생기는 염증을 견봉하 활액낭염(Subacromial Bursitis)이라고 한다. 이 활액낭염은 회전근개 힘줄염을 자주 동반한다. 활액낭염은 머리를 말리거나 옷을 입는 동작 등 일상생활에서 불편함을 느끼게 만든다.

힘줄염(건염)

어깨 회전근개 힘줄에 염증이 생기면 통증이 발생한다. 게다가 염증으로 인해 힘줄에는 부종이 동반된다. 이두박근의 힘줄에 염증이 생기는 경우에도 어깨 통증이 나타날 수 있다. 힘줄염은 급성과 만성으로 나뉜다. 급성염증은 공을 던

지거나 팔을 머리 위로 올리는 동작을 과하게 하는 경우 흔히 생기며 만성염증은 주로 퇴행성 변화나 반복적인 충격에 의해 발생한다.

어깨 충돌 증후군

견관절 충돌 증후군이라고도 하며, 어깨 통증의 흔한 원인이다. 어깨뼈의 견봉과 상완골의 머리 부분 사이 공간을 회전근개 힘줄이 지나가게 되는데, 이 공간이 좁아지면서 회전근개 힘줄이 눌린다. 이러한 변화로 어깨를 움직일 때 힘줄에 가해지는 마찰이 늘어나고, 힘줄과 활액낭염에 염증이 생긴다. 어깨에 통증을 느끼게 되고, 어깨를 움직이기가 불편해진다.

어깨의 불안정성

어깨의 불안정성은 위팔뼈의 머리 부분에 어깨 관절에서 당기는 힘이 가해질 때 생기며, 급격한 충격이나 과도한 사용이 원인이다. 불안정성으로 위팔뼈의 머리 부분이 어깨 관절에서 완전히 다 빠지는 전탈구(Dislocation)나 부분적으로 빠지는 아탈구(Subluxation)가 나타난다. 어깨 관절의 인대, 힘줄, 근육 등이 약해지거나 다치면 탈구나 아탈구가 발생한다. 게다가 재발이 매우 흔하다. 이때 팔을 올리거나 몸 밖으로 벌리면 통증을 느끼게 된다.

관절염

어깨에 생기는 가장 흔한 관절염은 퇴행성 관절염으로 어깨가 붓거나, 통증, 강직 등의 증상을 보이는데, 대개는 중년 이후 시작된다. 비교적 천천히 진행되지만 통증이 서서히 심해진다는 특징이 있다. 퇴행성 관절염은 스포츠 손상이나 만성적인 마모에 의해 발생할 수도 있다.

어깨 통증도 나이가 들면서 생기는 노화에 의한 변화(퇴행성 관절염 등) 혹은 갑작스럽거나 급격한 충격에 의한 손상을 제외하면 결국 근육 및 인대에서 비롯된다는 것을 알 수 있다. 역시 우리가 대처해야 할 문제는 간단하다.

어깨의 경우는 잘못된 동작, 과한 동작, 급격한 동작들이 어깨의 근육과 인대에 무리를 주어서 통증이 발생하므로 최대한 이를 조심하면 된다. 어깨에 무리가 가는 동작들을 계속한다면 더 극심한 통증 혹은 만성 통증으로 이어질 수 있다.

결국 어깨 통증을 줄이고 예방하기 위해서는 근육과 인대에 무리가 가지 않는 선에서 꾸준히 스트레칭과 운동을 하는 것이 중요하다. 어깨는 다양한 범위 내에서 운동이 가능한 관절이라서 어깨 관절의 운동성을 유지해야 한다. 어깨 운동의 주목적은 어깨의 유연성 향상, 근 긴장도 감소, 운동 범위 유지 및 근육량 유지를 통한 어깨 안정성 유지에 있다. 어깨 운동을 하면 어깨가 충분히 건강해지는 것은 물론 삶의 질도 현저하게 올라갈 것이다.

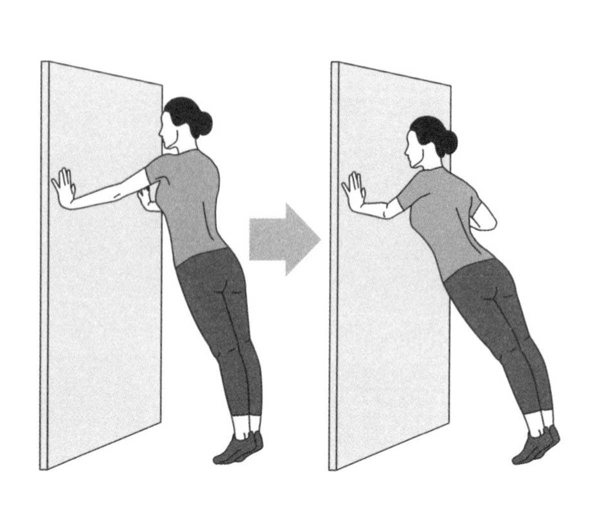

벽 대고 팔굽혀펴기

- 손을 어깨너비만큼 벌려 벽을 짚는다.
- 곧은 자세를 유지하면서 복부에 힘을 준 상태에서 팔을 굽힌다.
- 겨드랑이에 힘을 주고 가슴을 모은다는 느낌으로 올라온다.
- 10~15회 반복한다.

\- 무릎 대고 팔굽혀펴기를 할 수 없을 정도의 초보자가 수행하면 좋다.

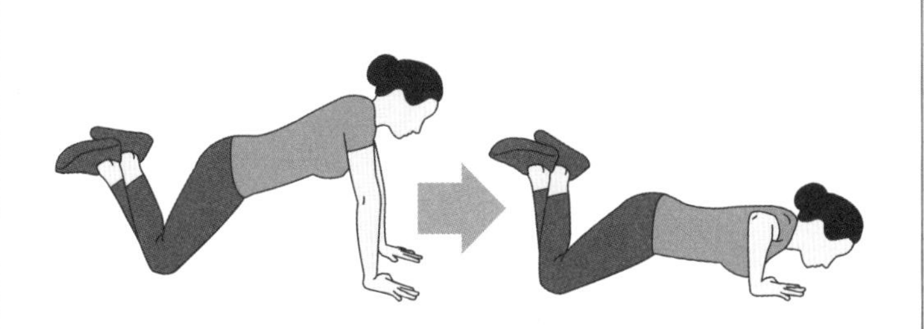

무릎 대고 팔굽혀펴기

- 무릎을 대고 엎드린 자세에서 양손을 어깨너비로 벌리고 발을 꼬아준다.
- 두 팔을 곧게 펴고 허리를 아치형으로 만들면서 가슴에 긴장을 준다.
- 팔꿈치가 90도가 되도록 몸을 낮춘다.
- 겨드랑이에 힘을 주고 가슴을 모아주는 느낌으로 팔꿈치를 밀면서 몸을 위로 올린다.
- 어깨너비로 손을 짚고 팔꿈치가 바깥 방향을 향하도록 하고 몸을 낮춘다.

- 운동 초보자에게 알맞은 운동으로, 안전하면서도 효과적으로 상체 균형 조절 능력을 향상시킬 수 있다.

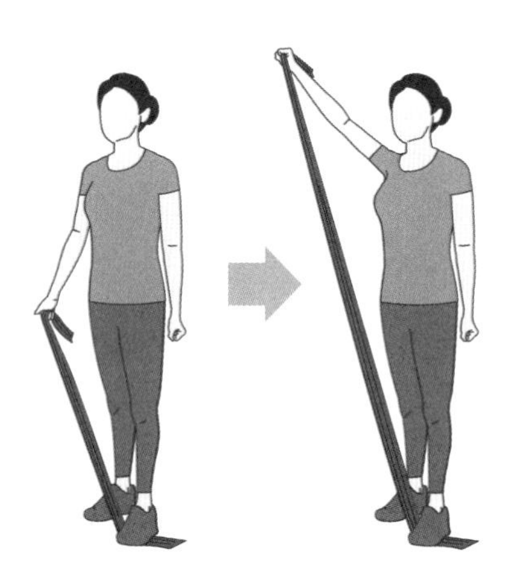

밴드 잡고 팔 들어올리기

- 밴드를 반대쪽 발로 밟아 고정한 후 팔을 위로 든다.
- 어깨 높이보다 약간 위로 든 다음 약 2초간 버티고 내린다.
- 10회씩 3세트 반복한다.
- 팔을 앞으로 향하게도 하고, 바깥으로 벌리면서 들어올리는 등 다양한 각도로 운동을 하면 어깨 근육에 다른 자극을 줄 수 있다.

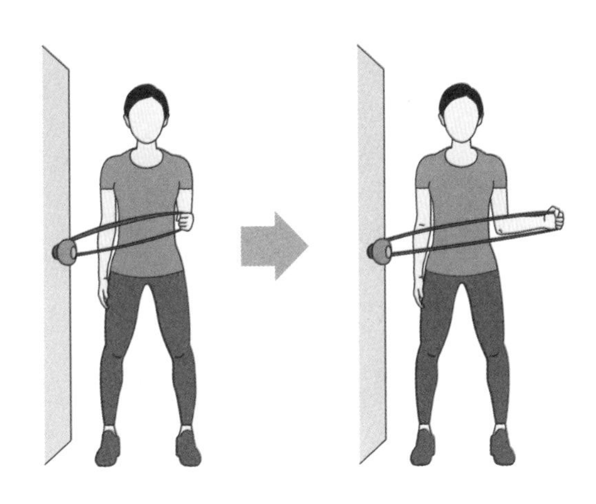

밴드를 이용한 외회전 강화 운동

- 밴드를 문고리에 묶거나 문 사이에 넣고 닫아서 고정한다.
- 팔꿈치를 몸에 붙이고 팔을 앞으로 향하게 한 상태에서 팔꿈치를 90도로 유지한다.
- 팔을 바깥으로 당기고 최대한 외회전한 상태에서 3초간 유지한 후 다시 제자리로 돌아온다.
- 10회씩 3세트 반복한다.

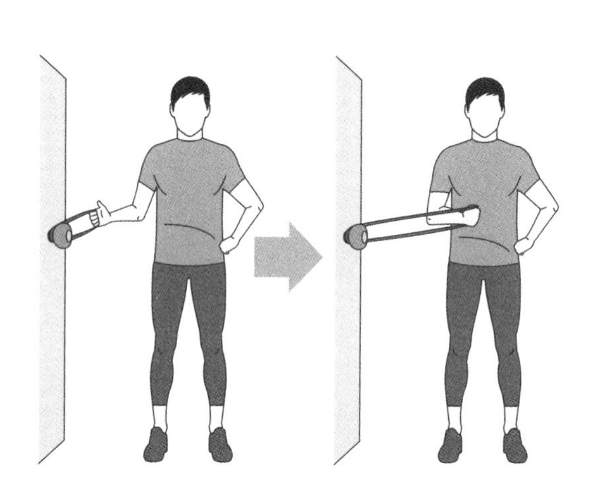

밴드를 이용한 내회전 강화 운동

- 밴드를 문고리에 묶어 고정한다.
- 팔꿈치를 몸에 붙이고 팔이 앞에서 약간 바깥으로 향하게 한 후 팔꿈치를 90도로 유지한다.
- 팔을 안쪽으로 당기고 끝에서 3초간 유지하고 다시 원위치로 돌아온다.
- 10회씩 3세트 반복한다.

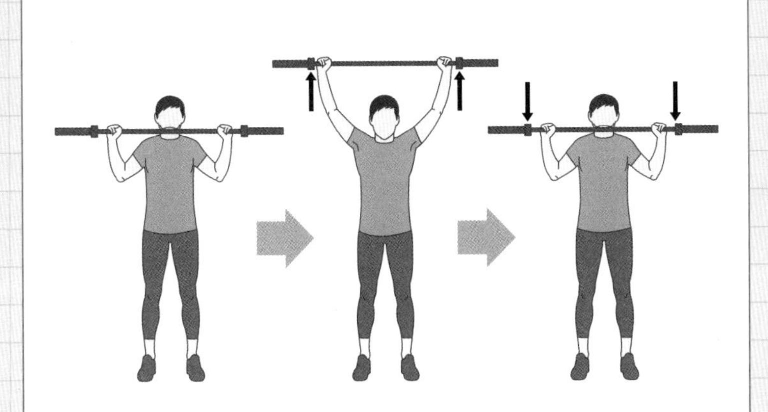

숄더프레스

- 바로 선 상태에서 어깨너비 두 배 정도로 바벨을 잡고 발은 어깨너비만큼 벌린다.
- 가슴 위쪽으로 바벨을 올린다.
- 가슴에서부터 머리 위로 바벨을 들어올린다.
- 어깨에 저항을 느끼면서 귀와 수평이 될 때까지 바벨을 내린다.
- 가슴에서 머리까지 바벨을 들어올리고 내리는 동작을 반복한다.
- 팔꿈치가 벌어지면 보조근인 삼두근의 작용이 커지므로 팔꿈치부터 손목까지의 부분이 평행 상태를 유지할 수 있도록 주의한다.

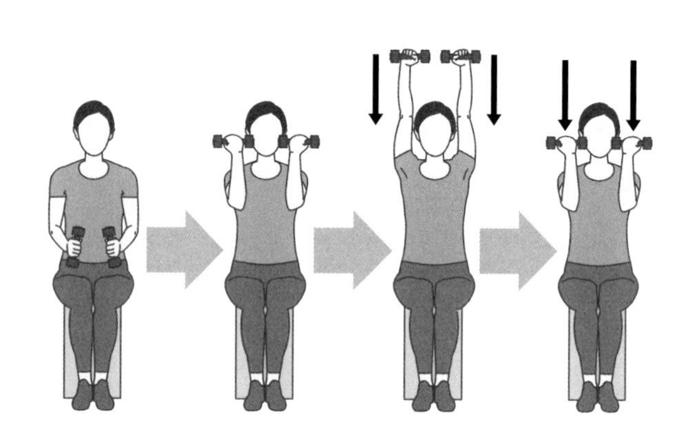

아놀드프레스

- 벤치에 앉아 등과 허리를 곧게 편다.
- 손등을 앞으로 향하게 하여 덤벨을 얼굴 앞으로 들어올린다.
- 손목을 몸 바깥쪽으로 돌리면서 덤벨을 머리 위로 들어올린다.
- 손목을 몸 안쪽으로 돌리면서 다시 얼굴 앞으로 덤벨을 내린다.
- 덤벨이 몸 바깥쪽으로 나가게 되면 어깨 근육이 손상되므로 팔꿈치부터 손목까지의 부분이 바닥과 수직인 상태를 유지한다.

- 아놀드 슈왈제네거가 고안해낸 삼각근 운동으로 전면 삼각근의 수축으로 시작하여 측면 삼각근 수축으로 동작이 마무리되는 기능 향상 운동이라고 할 수 있다. 넓은 가동 범위로 어깨 전체를 운동할 수 있는 장점이 있다.

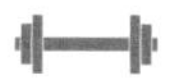

무릎 상태를 예전으로 되돌리기 위한 운동 요법

: 스포츠 부상의 대명사, 무릎 통증 바로 알기

내가 군의관으로 군대에 있었을 때 많은 부상병 중에서도 무릎을 다친 병사들이 제법 많았던 것으로 기억한다. 우리나라 남자들, 특히 군 복무 중인 혈기 왕성한 젊은 친구들의 축구 사랑은 대단하다. 최근에는 손흥민 선수 때문에 더 인기가 많지 않을까 싶다. 유별난 축구 사랑 덕분에 군인들의 무릎은 남아날 날이 없다. 연병장으로 뛰쳐나가는 친구들을 보면 안 다치는 게 신기할 정도다. 준비 운동도 없이 바로 뛰기 때문이다. 무릎은 평생에 걸쳐 쓰는 관절이기에 특히 잘 관리해야 한다. 모든 관절이 평생 사용하지만 특히 무릎은 많은 하중을 견뎌내야 하기 때문에 더욱 그렇다. 따라서 적절한 운동 및 스트레칭은 필수다. 나이가 들수록 주의가 필요하다.

무릎 통증은 근골격계 질환의 대략 3분의 1을 차지하는 흔한 질환이며, 특히 육체 활동이 활발한 연령대에서 더 자주 나타난다. 무릎 통증은 일상생활에서 큰 불편함을 제공할 수 있는 질환이기에 조심해야 한다. 무릎 통증의 원인은 다양하지만, 운동 전후 충분한 스트레칭과 무릎 근육 유지로 다시 좋아질 수 있다. 그러니 무릎 통증으로 고통받고 있다고 포기하지 마시라.

무릎의 구조

무릎 관절은 움직임만 보면 비교적 단순해 보이지만 해부학적으로는 상대적으로 복잡한 구조물이다. 하지만 역시 무릎의 관리를 위해서 한번 짚고 넘어갈 필요가 있다.

무릎 관절은 넙다리뼈(대퇴골, Thigh Bone, Femur)와 정강이뼈(경골, Shin Bone, Tibia)가 만나는 관절로, 바깥쪽에는 종아리뼈(비골, Fibula), 앞쪽에는 무릎뼈(슬개골, Kneecap, Patella)가 위치한다. 여러 다리 근육의 힘줄들이 무릎뼈에 연결되어 무릎 관절을 움직이게 한다.

무릎 관절을 움직이는 근육에는 대퇴사두근(Quadriceps Muscle), 햄스트링 근육(슬괵근, Hamstring Muscle), 종아리 근육(Calf Muscle) 이렇게 크게 세 종류가 있다. 대퇴사두근은 무릎을 펴는 역할을 하고, 햄스트링 근육과 종아리

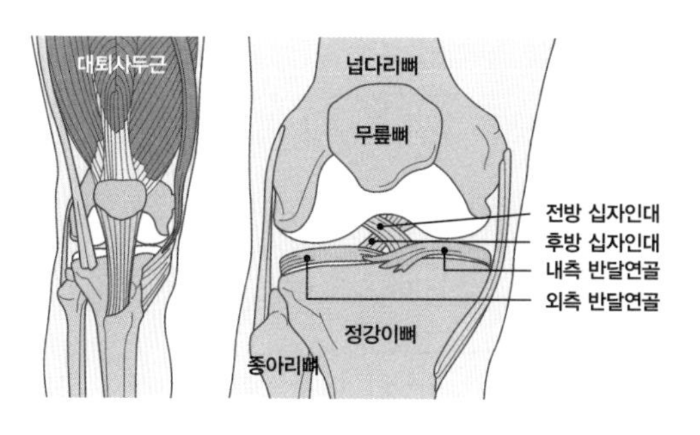

무릎의 구조

넙다리뼈와 정강이뼈 사이에 연골이 쿠션 역할을 해주며, 주변에 주요 네 개의 인대가 무릎의 안정성을 유지해준다. 그리고 대퇴사두근, 햄스트링 근육과 종아리 근육 등이 무릎의 움직임을 담당한다.

근육은 무릎을 굽히는 역할을 한다.

무릎 관절에는 중요한 인대가 네 개 있는데, 이 인대들은 무릎이 다치지 않도록 도와준다. 전방 십자인대(Anterior Cruciate Ligament)와 후방 십자인대(Posterior Cruciate Ligament)는 넙다리뼈가 정강이뼈 위에서 앞뒤로 빠지는 것을 방지하며, 내측 측부인대(Medial Collateral Ligament)와 외측 측부인대(Lateral Colletaral Ligament)는 넙다리뼈가 옆으로 빠지는 것을 막아준다. 두 개의 알파벳 C 모양의 연골이 무릎 관절의 안쪽과 바깥쪽에 위치하며 이들 연골은 넙다리뼈와 정강이뼈 사이에서 충격을 흡수하는 쿠션 역할을 한다. 무릎 관절에도 활액낭이 존재하여 무릎 관절을 부드럽게 해준다.

무릎 통증의 증상과 그 원인

무릎 통증에는 다양한 원인이 있고, 연령대에 따라 원인이 다르지만 주로 무릎을 많이 사용했을 때나 다쳐서 발생한다. 여기서는 성인에게 자주 발생하는 무릎 통증의 주요 원인에 대해 살펴볼 예정이다. 특히 평소 운동이나 운동 전후 스트레칭을 하면 예방과 회복 효과가 큰 증상들에 대해 알아보고자 한다.

지나친 사용1. 앞쪽 무릎 통증

슬개대퇴 통증 증후군(Patello-femoral Pain Syndrome)은 앞쪽 무릎 통증의 흔한 원인이며, 무릎 앞부분의 무릎뼈 주위로 통증이 생기는 질환을 통칭한다. 오래 앉아 있을 때 특히 아프며 여성에게 더 자주 발생한다. 근력 균형이 적절치 못한 상황에서 활동량이 늘어나 무릎에 무리가 가서 발생하기도 한다. 무릎 주위 근육을 균형 잡히게 유지해주면 충분히 예방할 수 있다.

지나친 사용2. 안쪽 무릎 통증

거위발 증후군(Pes Anserine Bursitis and Tendinitis)이 중요한 원인 중 하나다. 허벅지 안쪽의 근육들이 정강이뼈 윗부분의 앞쪽에서 옆쪽으로 붙게 되는데, 이 주변의 활낭액과 힘줄에 염증이 생기는 질환이다. 거위발 증후군은 달리기 선수에게 흔한 질환이며 관절염 환자에게도 흔히 발병한다. 거위발 증후군은 스트레칭을 없이 시작하는 운동, 무리한 산악 훈련처럼 잘못된 훈련, 경직된 햄스트링 근육, 비만 등이 원인이다.

지나친 사용3. 바깥쪽 무릎 통증

장경인대 마찰 증후군(Iliotibial Band Friction Syndrome)은 무릎을 구부리고 펼 때 무릎 바깥쪽에 있는 장경인대(엉덩뼈부터 정강이뼈 상부까지 이어주는 두꺼운 근육) 부위가 뼈와 과도한 마찰이 일어나면서 발생하는 질병이다. 주로 달리기 선수나 사이클 선수들이 흔히 겪는 질환인데, 무릎을 반복적으로 굽히는 동작을 많이 할 경우 일반인에게도 발생할 수 있다. 예방을 위해서는 운동 전 장경인대의 충분한 스트레칭과 외전근 강화 훈련을 하는 것이 중요하다.

외상1. 전방 십자인대 염좌

무릎 부상 중 가장 흔한 부상 중 하나다. 축구, 스키, 농구와 같은 분야의 운동선수들에게서 자주 발생한다. 갑작스런 방향 전환이나 정지 동작, 잘못된 착지 동작, 뒤틀림, 직접 접촉이나 충돌 등이 전방 십자인대에 손상을 줄 수 있으며 심한 경우 파열되기도 한다. 전방 십자인대의 손상을 예방하려면 준비 운동을 충분히 해야 하며, 무릎 주변 근육을 강화하는 운동을 꾸준히 하는 것이 좋다.

외상2. 내측 측부인대 염좌

갑작스런 외상에 의해 나타나며 이 역시 흔한 무릎 통증 원인 중 하나다. 운동 중 부상이나 교통사고, 걷다가 미끄러져 넘어지거나 발을 헛디뎌 넘어질 때 발생하는데 무릎의 바깥쪽 측면을 직접 가격당하거나 무릎 관절이 안쪽으로 꺾이면서 파열된다.

외상3. 반월상 연골 손상

반월상 연골 손상(Meniscal Tear)은 종종 운동 중 무릎이 뒤틀리거나 태클과 같은 직접적인 타박에 의해 나타난다. 그러나 연골이 약해지고 얇아진 고령 환자들의 경우에는 특별한 외상이 없어도 손상될 수 있으며 이를 '퇴행성 반월상 연골 파열'이라 한다.

반월상 연골이 노화로 인해 약해진 경우 단순히 의자에서 일어나는 것만으로도 파열될 수 있다. 반월상 연골 손상을 예방하기 위해서는 운동 전후 스트레칭으로 근육과 관절의 긴장을 풀어주고, 하체 근력 운동으로 무릎 관절에 가해지는 스트레스를 줄여주는 것이 가장 중요하다.

퇴행성 관절염

무릎의 퇴행성 관절염은 60세 이후에 나타나는 흔한 질환이다. 연골이 점차 마모되어 천천히 진행되는 퇴행성 질환이다. 증상은 갑자기 생길 수도 있지만 일반적으로 천천히 진행된다. 관절이 강직되고 크게 부어 무릎을 굽히는 동작이 어려워진다. 퇴행성 관절염의 통증은 활동 후에 심해지기 때문에 잠잘 때 더 아픈 특징이 있다.

예방을 위해서는 적당한 체중을 유지하고, 관절에 무리가 가는 운동을 피하고, 관절 주변 근력 강화 운동을 하는 것이 도움 된다. 특히, 무릎에 체중 부하가 적은 근력 운동, 자전거 타기, 수영 등을 추천한다.

무릎 관절은 신체의 하중이 집중될 뿐만 아니라 일상생활에서 가장 많

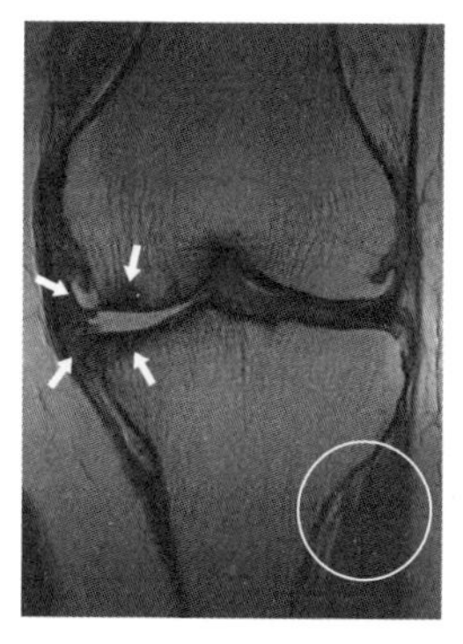

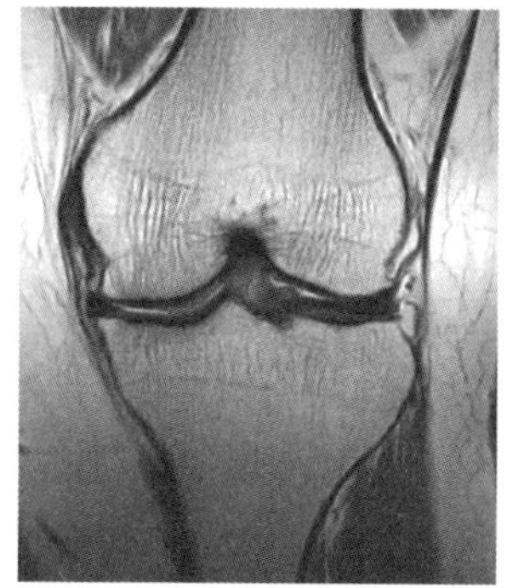

퇴행성 관절염 환자와 정상인의 MRI 비교

60세 두 여성의 무릎 MRI다. 좌측 여성의 경우, 무릎 안쪽 연골이 마모되어 뼈에 손상이 생긴 상태다(안쪽 화살표 부분).
바깥쪽 화살표가 가리키는 것은 뼈돌기다. 동그라미 부분은 무릎 주위 근육이며, 좌측 여성의 근육량이 우측 여성과 비교했을 때 상대적으로 적음을 확인할 수 있다.

은 운동량을 가진다. 따라서 다양한 원인으로 인한 손상이 나타나게 되는데 이를 예방하기 위해 운동 및 스트레칭이 매우 중요하다. 또한, 나이가 들면서 퇴행성 관절염의 가능성이 높아지는데 이 또한 무릎 근육 유지를 통해 충분히 대처할 수 있다. 즉, 근육량 유지를 통한 무릎 부상 방지 및 퇴행성 관절염 예방, 운동 전후 스트레칭을 통한 갑작스런 부상 방지, 전신 운동 병행을 통한 체중 유지 및 무릎 부하 감소가 무릎 운동의 주된 목적이라 하겠다.

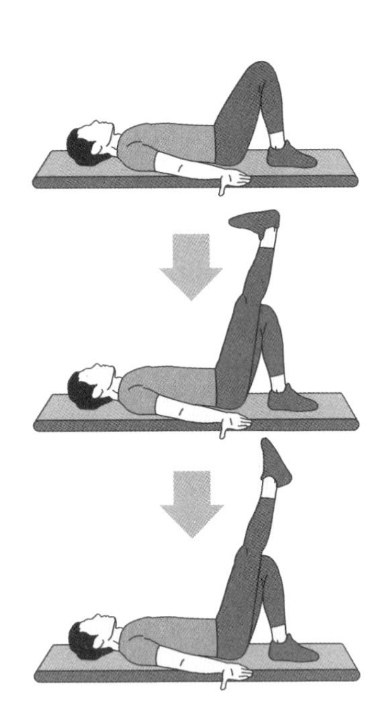

무릎 펴 발목 굽히기

- 천장을 바라보고 똑바로 눕는다. 무릎을 가볍게 접고 손바닥이 위를 향하게 놓는다.
- 한쪽 다리를 무릎을 편 상태로 위를 향해 뻗어준다.
- 발끝을 몸 쪽으로 당겨 발목을 접어준다. 이때 무릎에 힘을 주어 무릎이 구부러지지 않도록 주의한다.
- 다시 바깥으로 발끝을 뻗어준다. 이때도 역시 무릎에 힘을 준다.
- 각 다리마다 10회씩 총 3세트를 반복한다.

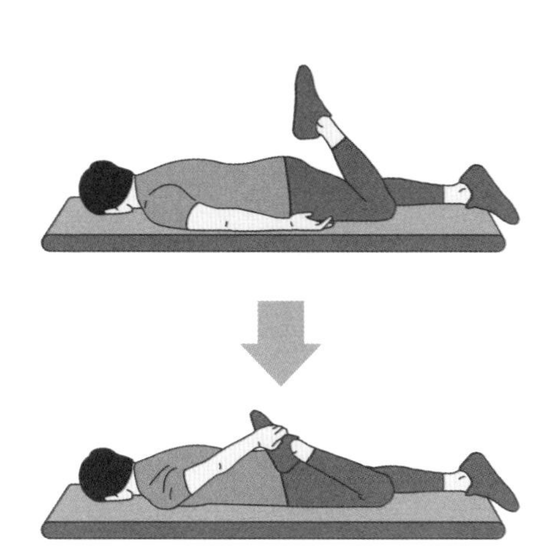

엎드려서 무릎 접기

- 고개를 한쪽으로 돌리고 엎드려 한쪽 무릎을 접어 올린다.
- 올린 다리의 발끝을 잡아준다. 이를 5~10초간 유지한다.
- 각 다리마다 총 3세트를 반복한다.

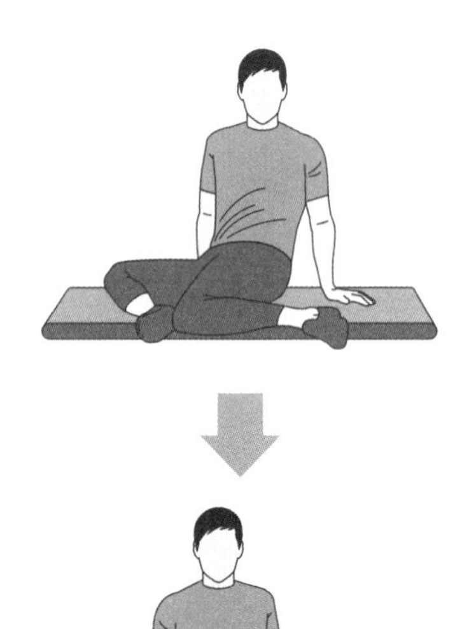

크랩핑 힙 와이퍼

- 엉덩이 그리고 양손과 발을 바닥에 내려놓고 무릎을 한쪽으로 넘어뜨린다.
- 이때 두 무릎을 바닥에 닿게 한다.
- 다시 반대로 무릎을 넘어뜨려준다. 마찬가지로 두 무릎이 바닥에 닿아야 한다.
- 천천히 30회씩 1~2세트 반복한다.

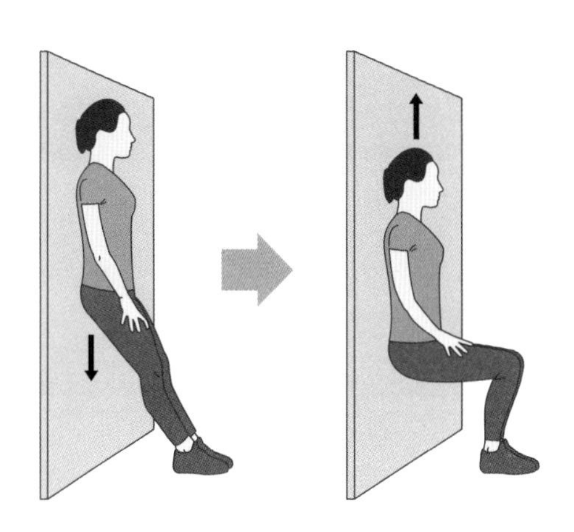

벽에 기대어 앉았다 일어나기

- 등을 벽에 댄 채로 무릎이 90도 각도가 될 때까지 천천히 다섯을 세면서 내려간다.
- 자세를 5초간 유지한다.
- 다시 다섯을 세며 벽을 타고 무릎이 곧게 펴질 때까지 몸을 세운다.
- 5회 반복한다.

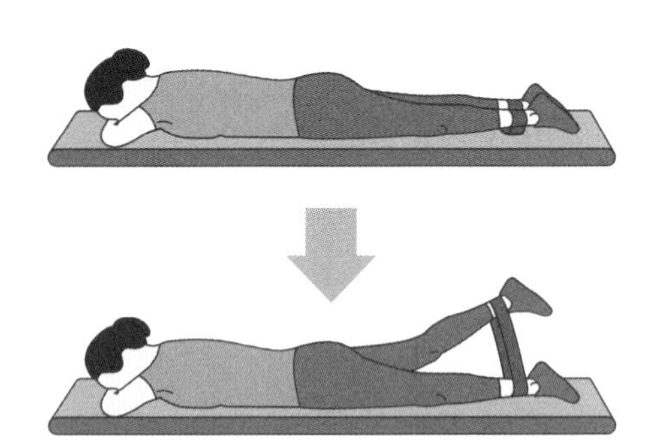

엎드려 밴드 발에 걸고 당기기

- 상체가 들리지 않도록 엎드린다.
- 밴드를 발목에 걸고 다리를 천천히 들어올린다. 이때 아랫배에 힘을 주고 다리를 과도하게 들지 않도록 주의한다. 힘이 허리가 아닌 엉덩이에 집중되도록 주의한다.
- 5회씩 총 2세트 반복한다.

\- 이때 밴드가 없으면 수건으로 대체해도 좋다.

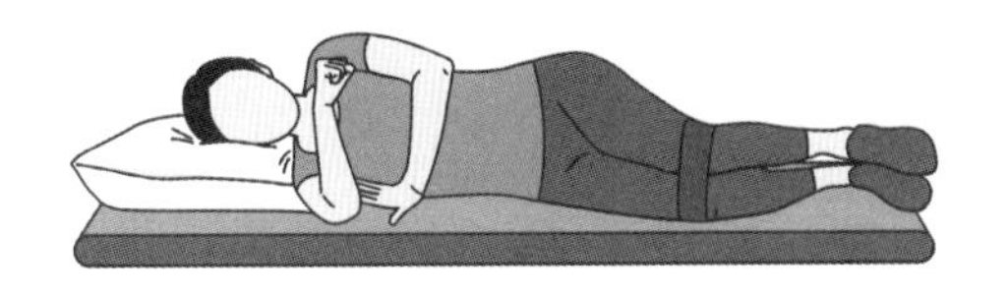

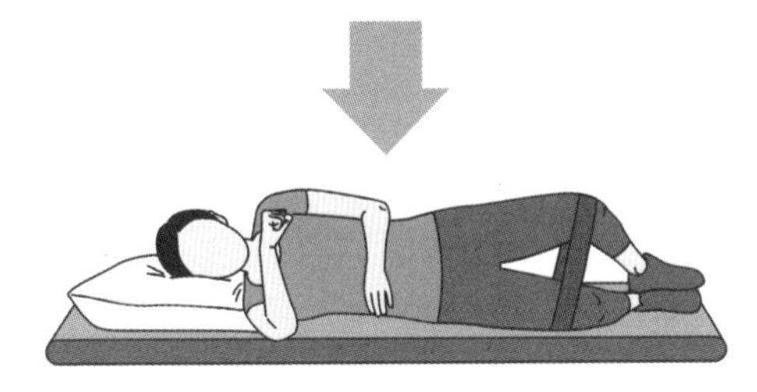

옆으로 누워 밴드 발에 걸고 벌리기

- 무릎을 구부리고 옆으로 누운 뒤 수건 혹은 탄력밴드를 걸어준다.
- 이때 몸이 일자가 되도록 허리를 펴고, 무릎은 90도로 구부린다.
- 천천히 무릎을 벌린다. 무릎을 벌릴 때 골반이 돌아가서는 안 되며 왼발과 오른발 뒤꿈치는 서로 붙인다.
- 5회씩 총 2세트 반복한다.

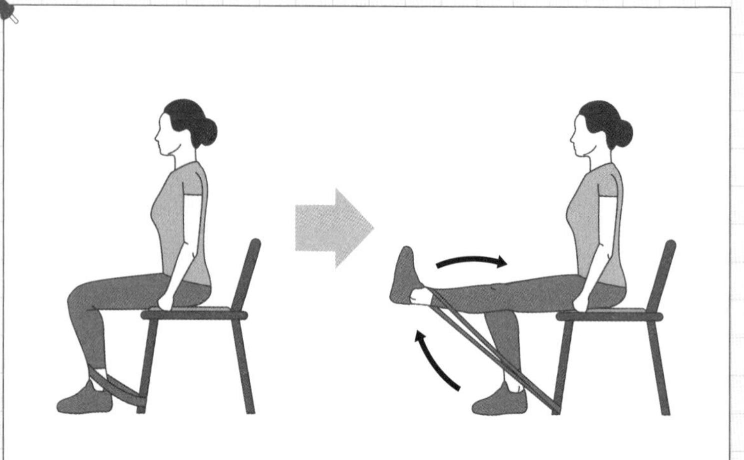

레그 익스텐션

- 허리를 펴고 의자에 앉는다.
- 의자 아래에 밴드를 묶고 한쪽 다리에 연결한다.
- 밴드를 연결한 다리를 힘을 주어 곧게 편다.
- 이 자세를 10초간 유지하고 천천히 다리를 내린다.
- 허벅지에 힘을 주며 무릎 위 근육이 수축되는 것을 느낀다.
- 양쪽을 번갈아가며 각각 10회 정도 반복한다.

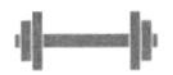

발목 상태를 예전으로 되돌리기 위한 운동 요법

: 순간 방심이 불러오는 삐끗, 발목 통증 바로 알기

발목은 내가 테니스를 하면서 특히 신경 쓰는 관절이다. 농구나 축구처럼 테니스도 점프를 하거나 뛰다가 갑자기 멈추는 동작을 자주 하게 되는데, 이때 발목에 적잖은 충격이 온다. 몇 년 전 테니스 경기에서 좀 심한 동작을 하다가 왼쪽 아킬레스 힘줄에 약간 무리가 온 적이 있었다. 이후 발목 운동과 스트레칭을 열심히 하게 되었다. 아마도 달리기 같은 운동을 즐기는 많은 분들 중에 나와 비슷한 경험을 하신 분들이 적지 않을 것이다. 발목 운동도 정말 중요하다.

발목 통증은 다양한 종류의 통증 혹은 불편감으로 나타난다. 염좌와 같은 손상이나 관절염 등의 퇴행성 변화에 의해 발생하는데 발목 염좌는 발목 통증의 가장 흔한 원인이며 많게는 발목 통증의 85퍼센트를 차지한다고 보고된 바 있다. 주로 외부 충격이나 넘어지는 등의 사고로 발목의 인대가 부분적 혹은 전체적으로 끊어지거나 늘어나는 경우에 많이 발생하고, 흔히 우리가 '발목을 접질렀다'라고도 표현하는 손상이다.

발목의 구조

발목 관절에서 통증의 원인이 되는 주요 구조물에 대해 알아보자. 발목은 앞에서 다룬 다른 관절에 비해 비교적 해부학적으로 이해가 쉬운 편이다. 발목 관절은 두 개의 아랫다리 뼈인 안쪽의 정강이뼈와 바깥쪽의 종아리뼈를 발목뼈(거골, Talus)와 연결하는 관절이다. 발목뼈 아래에는 발뒤쪽에서 만져지는 뒤꿈치뼈(Heel Bone, Calcaneus)가 지지하고 있다. 앞쪽으로 다양한 관절이 존재하며 발까지 이어지게 된다. 물론 발목 관절에도 뼈와 뼈 사이에 쿠션 역할을 하는 연골이 존재한다.

발목의 인대 중 안쪽은 삼각인대(Deltoid Ligament)가 지지하고 있으며 바깥쪽은 세 개의 인대가 복합체를 형성하고 있다. 세 개의 인대는 전거비인대, 후거비인대, 종비인대로 구성되어 있다. 이렇게 좀 이름이 좀 복잡하지만, 한 덩어리로 묶어 '바깥쪽 인대'라고 이해해도 무방하다. 안쪽의 삼각인대는 굉장히 튼튼한 구조물로 웬만한 충격에는 손상되지 않는 반

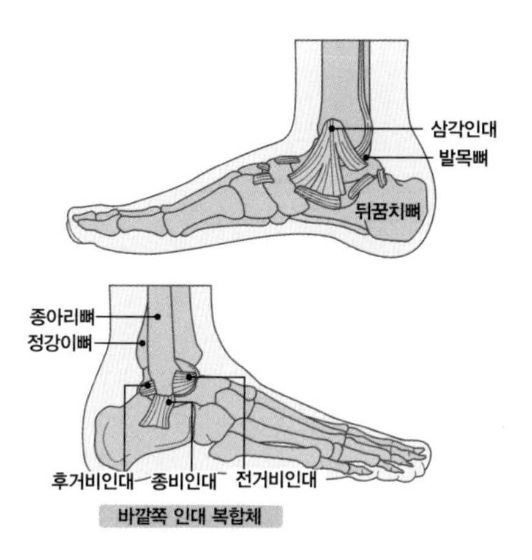

발목의 구조

발목은 안쪽의 정강이뼈, 바깥쪽의 종아리뼈가 아래쪽의 발목뼈와 만나는 관절로 바깥쪽 인대 복합체와 안쪽의 삼각인대가 지지하고 있다. 발목 뒤에 만져지는 단단한 길쭉한 구조물이 아킬레스 힘줄이며, 뒤꿈치에서 발바닥까지 보호하는 족저근막이 있다.

면, 바깥쪽 인대 복합체는 유연성은 좋으나 상대적으로 외상에 취약하다. 아킬레스 힘줄은 장딴지 근육의 힘줄이며 뒤꿈치뼈에 붙게 되는데, 뒤꿈치에 만져지는 길쭉하고 강한 힘줄이다. 발바닥에는 족저근막(Plantar Fascia)이라는 튼튼한 결체 조직이 있는데, 뒤꿈치뼈에서 시작해서 발바닥뼈(Metatarsal Bone) 머리 쪽까지 연결되는 구조물이다.

발목 염좌

발목 관절의 염좌는 가장 흔한 스포스 손상이다. 이러한 발목 염좌 중에서도 발목의 바깥쪽에 발생하는 발목 외측 염좌(Lateral Sprain)가 가장 흔한데, 발목의 바깥쪽이 지면 방향으로 돌아가는 충격에 의해 발생한다. 이로 인해 발목 바깥쪽의 인대가 늘어가거나 파열된다. 발목 외측 염좌가 만성이 되면 만성 염좌로 이어질 수 있으며, 발목 불안정성의 중요한 원인이 된다. 발목 외측 염좌는 전체 스포츠 손상의 16~25퍼센트를 차지하며, 응급실 방문의 7~10퍼센트를 차지할 정도로 흔한 손상이다. 인대의 손상 정도에 따라 등급을 나눈다.

발목 염좌가 발생한 부위는 부어오르고 붉게 충혈되는데, 대략 2주 정도 지속되는 것이 보통이다. 하지만 심각한 손상을 입은 경우에는 완전히 회복하는 데 수개월이 걸릴 수도 있고, 연골, 힘줄, 뼈에도 손상이 나타날 수 있다. 발목 염좌를 예방하기 위해서는 발목 주변 근육의 균형적인 운동과 유연성을 유지하는 것이 중요하다.

퇴행성 관절염

발목에서 관절염의 발생 빈도는 다른 관절에 비해 상대적으로 낮은 편이다. 하지만 체중 부하가 커지면, 무릎이나 고관절과 같은 하중을 받지만 면적은 3분의 1에 불과해 단위 면적당 더 많은 압력을 받게 된다. 또한 다른 관절에 비해 손상에 취약해 외상 후 관절염이 많이 생긴다. 발목 관절염을 막기 위해서는 무엇보다 체중 조절을 통해 발목으로 가는 압력을 줄이는 것이 가장 중요하다고 할 수 있다.

아킬레스 힘줄염

아킬레스 힘줄에 갑작스럽게 큰 충격이 가해지게 되면, 미세한 파열이 생긴다. 파열로 인해 생기는 질환이 바로 아킬레스 힘줄염이다. 이로 인해 뒤꿈치 쪽이 통증과 함께 부어오르게 된다. 아킬레스 힘줄염은 테니스, 농구 등 많이 달려야 하는 운동을 할 때 주로 발생한다. 나이가 들수록 아킬레스 힘줄은 약해지고 충

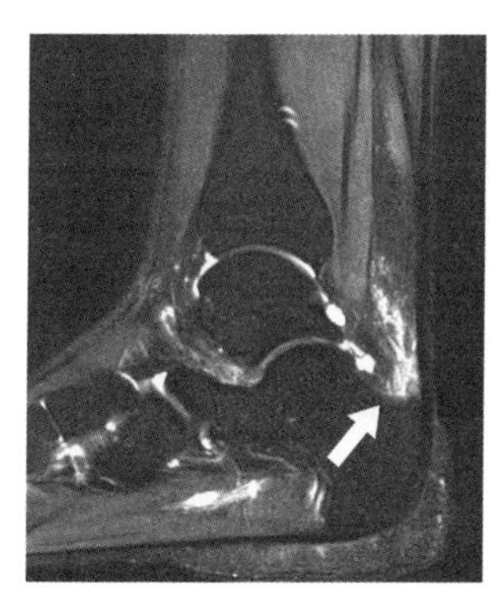

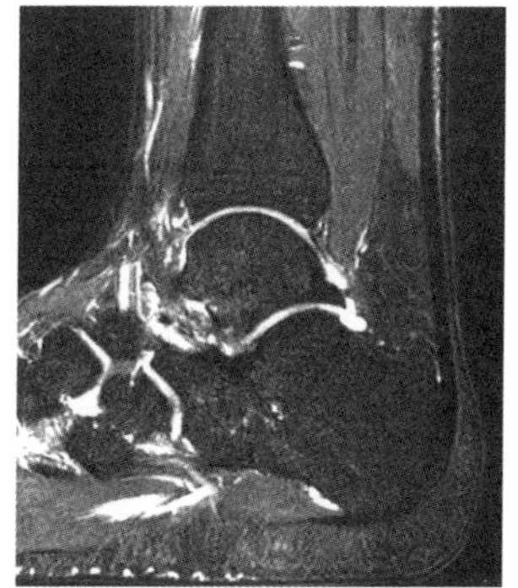

아킬레스 힘줄염 환자와 정상인의 MRI 비교

20대 남성 두 명의 발목 MRI다. 오른쪽은 정상, 왼쪽이 아킬레스 힘줄염 환자다. 좌측 남성은 걸을 때 생기는 발꿈치 쪽의 통증으로 MRI를 찍었는데 아킬레스 힘줄 주변, 특히 앞쪽으로 염증이 보인다. 힘줄염 때문에 생긴 염증이 계속 진행되면 파열로 이어질 수 있다.

격에 점점 취약해진다. 특히 주중에 쉬다가 주말에 몰아서 운동하는 것처럼 갑자기 운동 강도가 증가하는 경우 매우 위험하다. 가장 심각한 합병증은 아킬레스 힘줄 파열이다.

아킬레스 힘줄염을 예방하기 위해서는 운동할 때 운동 강도를 갑작스럽게 올리지 말고 천천히 늘려야 하며, 아킬레스 힘줄에 과도한 부하를 주지 않도록 하는 것이 중요하다. 아킬레스 힘줄의 근육 부위인 장딴지 근육을 강화하면서 스트레칭을 충분히 해주는 것이 좋다.

족저근막염

족저근막염은 달리기를 즐기는 사람처럼 발뒤꿈치에 과도한 스트레스를 받는 사람에게 주로 발생하는 질환으로 뒤꿈치 통증의 가장 흔한 원인 중 하나다. 전형적인 증상은 아침에 일어나 첫발을 내디딜 때 발뒤꿈치 주변을 찌르는 듯한 통증인데, 이 통증은 걸으면서 서서히 줄어드는 경향이 있다. 하지만 오래 서 있거나 앉았다가 일어서는 경우에는 다시 나타난다.

운동 중에는 통증이 거의 없다가, 운동 후에 통증이 악화되는 것도 족저근막염의 특징이다. 평발 등의 발 모양과도 관련이 있으며 과체중과 발에 맞지 않는 신발을 신는 경우 발생 위험은 높아진다. 족저근막염의 예방을 위해서는 운동 전에 발과 종아리에 충분한 스트레칭을 하는 것이 중요하며, 장딴지 근육 및 아킬레스 힘줄을 강화하는 운동이 도움 된다. 또한 쿠션감이 좋은 신발을 착용하는 것도 방법이다.

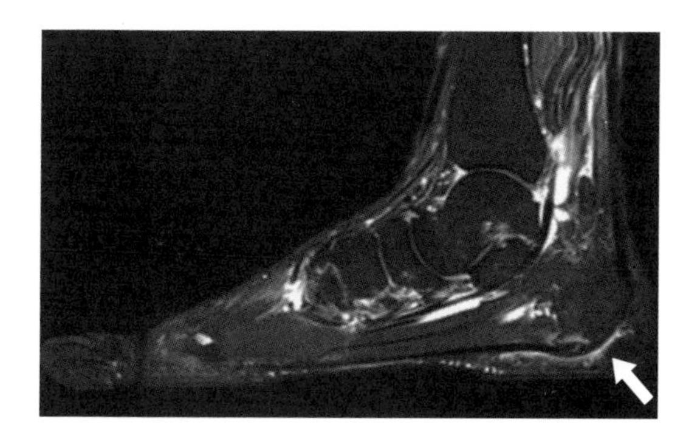

족저근막염 환자의 MRI

발바닥의 뒤꿈치 부위에 족저근막이 부어 있고 염증이 심하다. 전형적인 족저근막염 MRI다.

테니스를 같이 즐기는 분들 중에 의외로 족저근막염을 호소하는 사람들이 제법 있다. 달리기를 취미로 하는 사람들 중에도 족저근막염으로 고생하는 경우를 많이 봐왔다. 실제로 보면 딱 티가 난다. 테니스를 치기 시작할 때에 약간 뛰는 동작이 어색하고, 운동을 막상 시작하면 통증이 없어진 듯 열심히 하다가 끝나고 나서 몇 시간 뒤부터 발바닥이 무언가에 맞은 것처럼 아프고 걷기 불편하다는 증상을 호소한다. 족저근막염의 아주 전형적인 증상이다.

이런 사람들일수록 운동 전후에 발목과 발바닥의 족저근막에 충분한 스트레칭을 해줘야 하는데 그렇게 하지 않은 사람이 대부분이다. 예를 들어 테니스를 치는 사람들 중에 대부분이 테니스장에 도착하자마자 빨리 옷 갈아입고, 운동화 신고, 바로 공부터 친다. 테니스를 조금이라도 빨리 치고 싶은 그 마음은 이해하지만 끝나고 돌아오는 건 족저근막염의 통증이다. 그래서 안타까운 마음에 그들을 다시 불러 모아 "잠시 준비 운동부터 하시죠!"를 외치곤 한다. 그 다음 날 그들을 만나 스트레칭 후에 증상이 완화되지 않았냐고 묻곤 하는데 대부분 "그렇다"고 답한다. 그러면 나는 "운동 전후뿐만 아니라 집에서 시간 나는 대로 꾸준히 스트레칭 해보세요"라고 말해준다.

발목 운동의 목적은 운동 전후 스트레칭을 통한 유연성 유지와 갑작스러운 부상을 막는 데 있다. 발목은 다른 부위에 비해 특히 손상에 취약하니 더욱더 신경 써서 충분히 움직여줘야 한다. 준비 운동은 본 운동을 더 재밌게 하기 위한 일종의 '애피타이저'다. 10분의 투자로 평생 즐거운 운동 생활을 되찾을 수 있을 것이다.

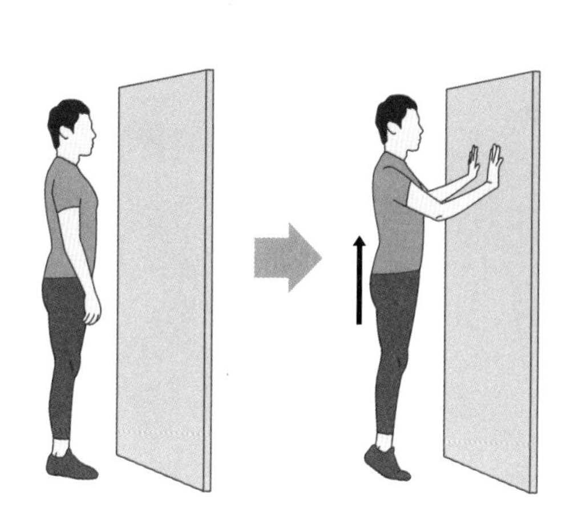

까치발 들기

- 두 발을 엉덩이너비로 벌리고 선다.
- 양쪽 뒤꿈치를 까치발 들 듯 천천히 들어올렸다가 내린다.
- 10~15회 정도 반복한다.

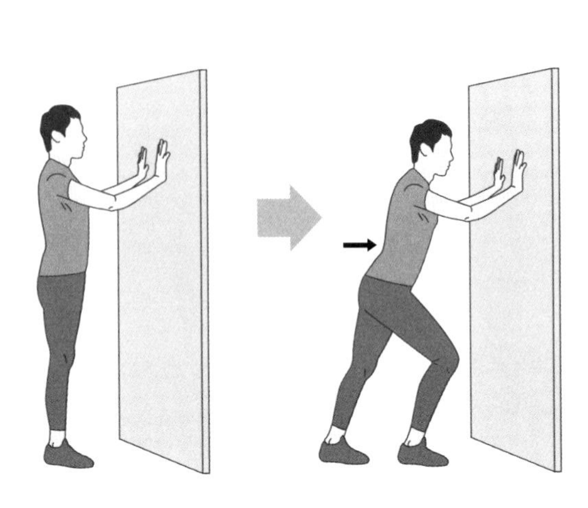

아킬레스건 스트레칭

- 벽을 보고 서서 가볍게 손을 벽에 댄 후, 한쪽 다리를 앞으로 이동시킨다.
- 천천히 앞쪽 무릎을 구부리면서 몸을 앞으로 이동시켜 뒤쪽 아킬레스건을 늘이고, 이 자세를 10초간 유지한 후 천천히 제자리로 돌아온다.
- 반대쪽도 동일하게 실시한다.

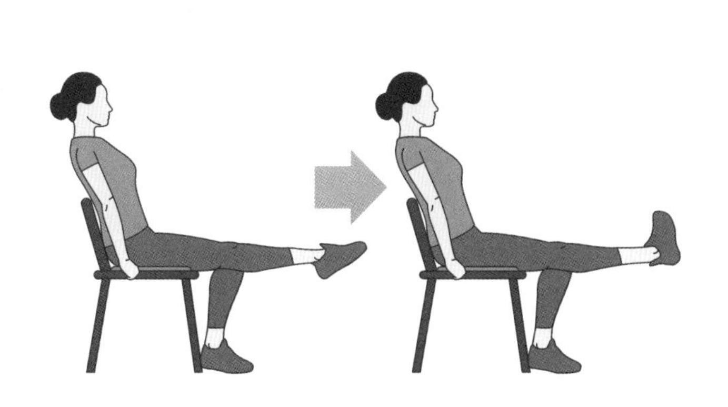

의자에 앉아서 발목으로 이름 쓰기

- 의자에 앉은 상태에서 한쪽 발을 길게 뻗는다.
- 발목을 이용하여 본인의 이름을 다섯 번 정도 쓴다.
- 이때 무릎 관절이 절대 움직여서는 안 되고 발목만 사용하도록 한다.
- 5회씩 2세트 반복한다.

- 사무실에서 쉽게 할 수 있는 동작이므로 일하는 도중에 틈틈이 해보자. 관절은 물론 혈액순환에도 좋다.

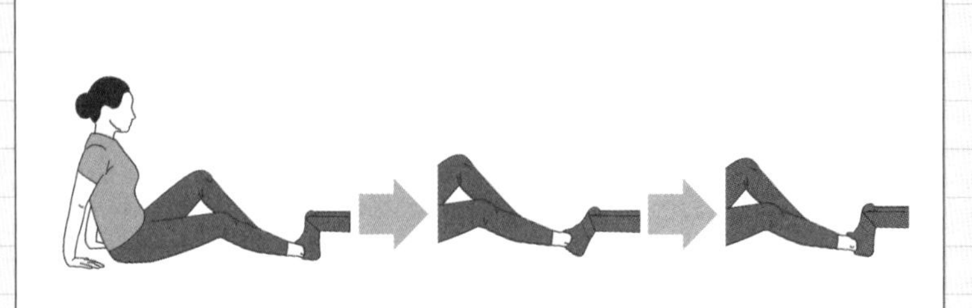

밴드 발등 굽힘

- 바닥에 앉아 무릎을 약간 구부린 상태에서 발목에 밴드를 건다.
- 발등을 들어올리면서 밴드를 당겨 정점에서 1초간 유지한다.
- 10회씩 3세트 반복한다.

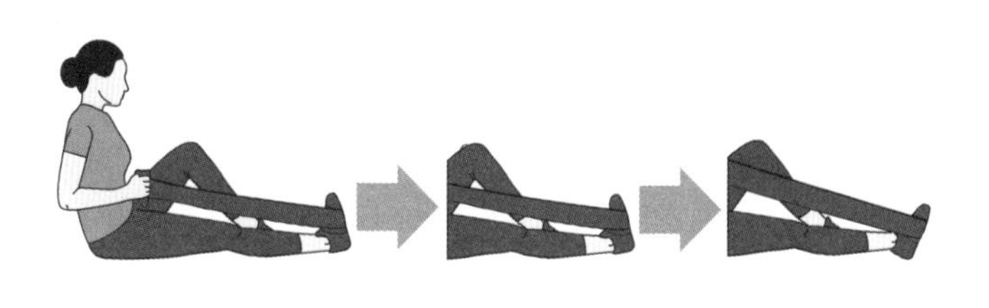

밴드 발바닥 굽힘

- 바닥에 앉아 무릎을 약간 구부린 상태에서 밴드를 발목에 걸고 양손으로 밴드 끝을 잡는다.
- 발등은 펴면서 밴드는 몸쪽으로 당기고 버틸 수 있을 만큼 힘을 가한다. 이때 무릎은 구부러지지 않아야 한다.
- 10회씩 3세트 반복한다.

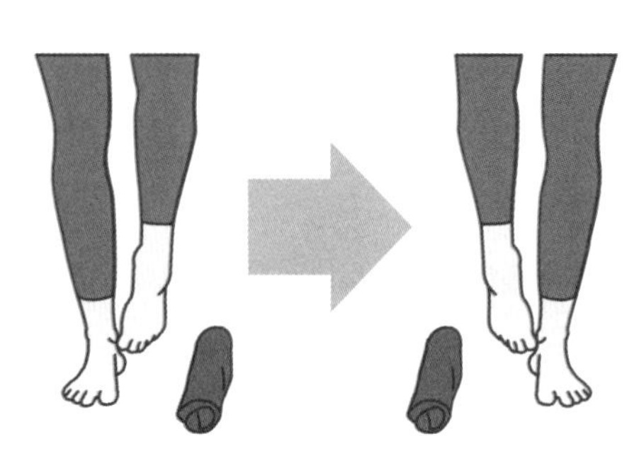

옆으로 점프하며 수건 뛰어넘기

- 돌돌 만 수건이나 작은 물건을 강화시키고자 하는 발 옆에 놓는다.
- 수건을 뛰어넘어 강화시키고자 하는 발로 착지한다.
- 다시 수건 위로 뛰어올라 반대쪽 발로 착지한다.

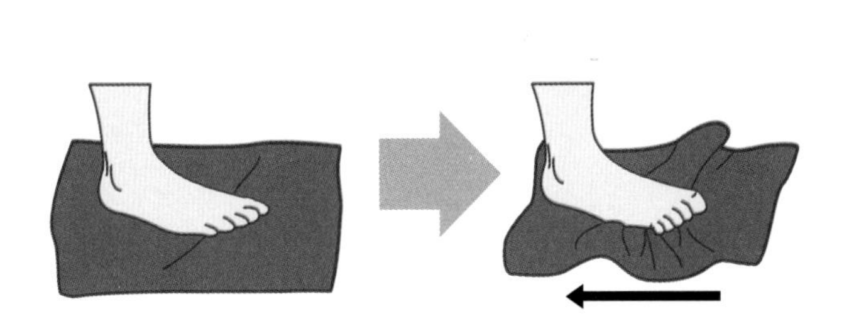

타월 크런치

- 발을 수건 위에 올려놓고 발끝이 아니라 발 전체를 오므려 수건을 몸 쪽으로 긁어모은다.
- 수건이 다 접히면 다시 수건을 편 후 이를 5회 반복한다.

\- 수건 끝에 책이나 다른 도구를 활용하여 무게를 추가하면 운동 강도를 더 높일 수 있다.

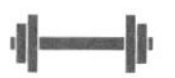

상황별
맞춤 운동 처방

: 하루 대부분을 앉아 있는 직장인

일하려고 앉았는데 몸이 무겁다. 어깨는 뻐근하고 목은 뻣뻣하다. 가벼운 두통도 느껴진다. 일해야 하는데 의자에 앉아 있는 것조차 힘들다. 자꾸 눕고만 싶다. 집중이 잘 될 리 없다. 편하게 앉아 일하면서 뭐가 힘드냐는 말을 들을 때면 가슴 깊은 곳에서 화가 치민다.

아무리 파티션(책상 사이 칸막이)으로 가려져 있다고 해도 과한 움직임은 다른 사람의 시선을 끌 수 있다. 직장에서 지나친 관심을 받고 싶지 않다.

일에 집중하지 못하고 있다는 인상을 줄까 움직이는 것조차 조심스러운 직장인. '퇴근 후에 운동하면 되겠지?'라고 생각할 수 있겠다. 하지만 퇴근 시간이 항상 정확하지도 않고, 체육관에 가기 위해서는 넘어야 할 장애물이 족히 100개는 있다. 직장에선 컴퓨터, 퇴근하면 스마트폰, 오늘도 내 몸은 종일 구부정한 채로 굳어 있다가 침대로 향한다.

요즘 거북목이 아닌 사람이 없을 정도다. 목뿐만 아니라 등과 허리(코어)까지 척추와 관련된 통증은 모두가 달고 산다. 어깨도 좋지 않을 가능성이 크다. 목, 등, 허리, 어깨를 집중해서 강화할 수 있는 운동이 필요하다.

맞춤 운동 처방 이럴 땐 이렇게

아무리 바빠도 화장실은 가야 한다. 그리고 그때마다 허리를 편다고 해서 뭐라고 할 사람은 없다. 최근에 허리를 쭉 펴본 적이 있었나 생각해보자. 지금 당장 일어나서 허리를 쭉 펴자. 5초 투자로 생각보다 큰 시원함을 경험할 수 있다. 목까지 함께 해준다면 금상첨화다.

화장실에서 볼 일을 마치고 나온 뒤 주변을 둘러보자, 아무도 없는가? 지금이 기회다. 벽 대고 팔굽혀펴기를 해보자. 사실 누가 보면 또 어떤가? 열심히 사는 사람이라고 생각할 것이다. 횟수는 하고 싶은 만큼 하면 된다.

일하다 보면 자신도 모르게 편한 자세를 찾게 된다. 그러다 보면 어느덧 꼬여 있는 내 다리를 보게 된다. 그렇다면 지금이다. 꼰 다리를 무릎에 올리고 햄스트링을 스트레칭(요방형근 스트레칭)하는 것이다. 이왕 한 김에 목도 함께 스트레칭해보자(앉아서 하는 목 신전 운동).

피곤한 몸을 이끌고 집에 돌아오면 세상만사 다 귀찮고 바로 늘어져 있고 싶은 마음 당연하다. 그래도 씻지도 않고 자는 건 좀 그렇지 않은가? 여기 상쾌함을 극대화해주는 방법이 있다. 욕실로 들어가기 전에 플랭크를 해보자. 시간은 맘대로 하시라. 10초도 좋다. 탄력받았다면 팔굽혀펴기를 하고 캣 카우 자세로 마무리하는 것을 추천한다.

일하는 도중	집에서
• 허리 펴주기 (105쪽) • 요방형근 스트레칭 (106~107쪽) • 앉아서 하는 목 신전 운동 (121~122쪽) • 서서 하는 목 신전 운동 (123쪽) • 벽 대고 팔굽혀펴기 (138쪽)	• 플랭크 (100쪽) • 팔굽혀펴기 • 캣 카우 (100쪽) – 필요에 따라 세트 횟수로 강도 조절

: 일하는 내내 서 있어야 하는 직장인

아침 일찍부터 이곳저곳 돌아다녔다. 발이 편하다고 소문난 구두를 신었건만 오후가 되면 발이 붓고 피로가 쌓인다. 무릎도 삐걱대는 것 같다. 퇴근할 때면 땅바닥이 나인지 내가 땅바닥인지 모르겠다.

외근이 많은 직장인은 활동량 덕분에 칼로리 소모는 충분할 것이다. 그래서 운동을 충분히 하고 있다고 안심할지 모른다. 하지만 대부분의 노동은 심폐 지구력과 근력 향상을 목표로 하는 운동과 전혀 다르다. 노동은 전신을 고르게 사용하지도 않고, 몸에 좋은 자세를 유지할 수도 없다. 특히 서 있는 시간이 많거나 오래 걸어야 하는 직장인은 발에 많은 문제를 달고 산다. 발이 시원한 날이 없다. 발바닥 지압이나 마사지를 받을 때 서걱서걱 나는 소리는 단지 피로가 쌓였기 때문이 아니다. 발에 유연성과 근육이 약해져 피로감과 통증이 생기는 것이다. 발을 평생 혹사했지만, 따로 단련해본 적 있는가? 많이 걷고 발을 많이 사용한다고 해서 필요한 근육이 생성되는 건은 아니다. 외근직 종사자 경우, 많은 활동량에 적합한 근육을 가지고 있지 않다면 매일 발목과 무릎에 가해지는 충격으로 인해 통증과 피로에 시달릴 수밖에 없다.

맞춤 운동 처방 이럴 땐 이렇게

많은 활동량은 자연스럽게 발목과 무릎에 부담을 준다. 시간이 될 때마다 발목과 무릎 스트레칭을 해주는 것이 필요하다. 일하다 보면 어쩔 수 없이 대기 시간이 생긴다. 귀한 시간을 낭비하는 것이 아깝고 짜증 날 수밖에 없다. 피할 수 없다면 즐기는 것도 방법이다. 이 시간을 운동에 활용해보는 것이다.

까치발 들기를 먼저 해보자. 이 운동의 가장 큰 장점은 어디에서나 할 수 있다는 것이다. 서 있을 수만 있으면 된다. 어차피 종일 서 있어야 하지 않는가? 까치발 들기가 종아리 근육만 단련하는 운동이라 생각하기 쉽다. 이 운동은 모든 다리 부위에 좋은 전신운동이다. 특히 발목, 아킬레스건, 발바닥 유연성과 근력 강화에 매우 효과적이다. 족저근막염에도 특효약이 따로 없다. 종아리 근육이 생길까 부담스러운 여성이 있을 수 있겠다. 걱정하지 마시라, 종아리 근육이 좋아진다고 무조건 울퉁불퉁한 모양이 되는 건 아니다. 오히려 더 날렵하고 보기 좋은 종아리를 만들 수 있다.

주변에 기댈 곳이 있어서 아킬레스건 스트레칭까지 해준다면 더욱 좋다. 혹시 주변에 사람이 없다면 벽에 기대어 앉았다 일어나보자. 지루한 기다림의 시간을 유익한 시간으로 바꿀 수 있다. 종일 서 있는데 운동까지 서서 하기 싫을 수 있겠다. 그렇다면 의자에 앉아서 발목으로 이름을 써보는 건 어떨까?

지친 몸을 이끌고 마침내 집으로 돌아왔다면, 씻기 전에 스쿼트를 해보자. 무릎을 둘러싸고 있는 대퇴사두근을 단련시켜주기 때문에 무릎에 오는 충격과 통증을 줄여준다. 런지 동작도 함께해주면 효과적이다. 스쿼트와 런지는 단순히 무릎과 허벅지를 강화하는 운동이 아니다. 하체 근육과 유연성 향상을 통해 몸에 균형을 잡는 데 도움을 주고, 하체에 쌓인 피로도 없애준다.

일하는 도중	집에서
• 까치발 들기 (167쪽) • 아킬레스건 스트레칭 (168쪽) • 벽에 기대어 앉았다 일어나기 (155쪽) • 앉아서 발목으로 이름 쓰기 (169쪽)	• 스쿼트(바벨 없이) (103쪽) • 런지 (104쪽) • 레그 익스텐션 (158쪽) – 필요에 따라 세트 횟수로 강도 조절

: 넘쳐나는 집안일로 고통받는 사람

집안일은 정말 끝이 없다. 이놈의 방바닥은 기껏 애써 닦은 티는 안 나는데, 하루만 빠트려도 안 닦은 건 온 식구가 다 알아본다. 빨래, 설거지, 식사 준비는 끝내고 돌아서면 다시 쌓여 있다. 고대 그리스 신화에 나오는 시시포스가 받았다는 형벌(바위를 정상에 올리면 아래로 굴러떨어지고 다시 처음부터 올리기를 영원히 반복해야 하는 벌)은 그냥 지어낸 이야기가 아니다. 이 모든 집안일을 아이들을 돌보며 병행해야 한다. 혼자 바위만 굴리면 되는 시시포스가 부러울 지경이다. 쉴 시간 같은 게 있을 리가 없다.

주부는 피곤하고 아플 수밖에 없는 조건을 두루 갖추고 있다. 전신이 다 위험하다. 몸을 쭈그린 채 구부정한 자세로 장시간 특정 부위만 반복해서 사용하는 경우가 많기 때문이다. 청소, 설거지, 빨래, 식사 준비 등이 다 그렇다. 게다가 휴식 시간이 따로 없다. 따라서 더더욱 운동으로 몸 전체를 관리할 필요가 있다. 특히 많은 주부가 고통받는 손목터널증후군, 관절염, 디스크 등에 좋은 운동을 지금부터 시작해보자.

맞춤 운동 처방 이럴 땐 이렇게

주부들은 집에 있는 시간이 많을 수밖에 없다. 헬스장에 정기적으로 가는 건 남의 집 이야기다. 이건 워킹맘도 마찬가지다. 퇴근하면 집으로 달려가야만 하기 때문이다. 오래 운동한다고 해서 효과가 있는 건 아니다. 집안일 중간중간 틈틈이 운동해도 충분히 효과를 볼 수 있다.

특정 부위에 부담이 되는 일을 하기 전에 가벼운 스트레칭과 운동을 해보자. 생활 부상도 예방하고 유연성과 근력 강화에 도움이 된다. 세탁기 속에 든 빨래 더미는 생각보다 무겁다. 여기서 1분만 투자하자. 무거운 물건을 들기 전 허리를 펴주거나 굿모닝 동작을 해보는 것이다.

설거지는 보통 구부정한 자세로 서서 하기 때문에 허리, 발목, 발에 적지 않은 부담을 준다. 설거지하면서 까치발 들기를 해보자. 허리와 발목 질환을 예방하는 데 효과 만점이다. 청소기를 돌리기 전에 양팔을 옆으로 들어보는 것도 좋다. 특히 어깨 통증으로 고생하고 있다면 말이다. 집에 밴드가 없어도 괜찮다. 혹시 효과가 없을까 고민하지 마시라. 안 하는 것보다 훨씬 낫다. 바벨 없이 숄더프레스나 아놀드프레스를 한다면 오십견을 예방할 수 있다.

일하는 도중

- 굿모닝 (101쪽)
- 허리 펴주기 (105쪽)
- 까치발 들기 (167쪽)
- 양팔 옆으로 들어올리기(밴드 없이) (129쪽)
- 숄더프레스(바벨 없이) (143쪽)
- 아놀드프레스(덤벨 없이) (144쪽)

– 필요에 따라 세트 횟수로 강도 조절

: 수험생

수험생은 언제나 피곤하다. 온종일 같은 자세로 앉아 공부하는 일은 같은 시간 육체노동을 하는 것보다 해롭다. 우리 몸은 쉴새 없이 움직이는데 적합하도록 만들어졌기 때문이다. 생긴 대로 살지 않으니 당연히 탈이 날 수밖에 없다. 운동이 유일한 해결책인데 이는 수험생에게 쉽지 않은 일이다. 수험생은 합격을 위해 모든 것을 포기해야만 한다는 부담감을 느낀다. 당연히 운동 같은 것에 낭비할 힘이나 여유 같은 건 없다. 그런데 괴로운 것은 운동량이 부족한데도 몸은 더 피로하고, 장시간 좋지 않은 자세로 앉아 있으니 목, 어깨, 허리가 성한 곳이 없다는 점이다. 수험생에게 운동은 여가활동이 아니다. 생존하기 위한 필수활동이다.

먹지 않으면 몸이 제 기능을 하지 못하고, 망가지고, 결국 죽는다. 먹어야만 산다. 우리 몸이 만들어진 원리를 보면 운동도 마찬가지다. 사람은 움직여야 살 수 있다.

맞춤 운동 처방 이럴 땐 이렇게

공부하다가 집중이 되지 않고 몸이 무겁기만 하다면 기지개를 켜보자. 그리고 그대로 앉아서 척추를 늘려보는 것이다. 앉은 상태로 목과 허리를 풀어주면 거북목을 예방할 수 있다.

공부하다 보면 '지금 이런 거 할 시간이 있나'라는 생각이 들 수 있다. 수험생에게 취미는 모두 목표달성의 적으로 느껴진다. 하지만 운동은 공부에 매우 도움 된다. 수많은 연구 결과도 이를 뒷받침한다.

공부할 때는 오롯이 공부에 집중하고, 시간을 내서 운동해보자. 집중이 더 잘 되는 것을 느낄 수 있을 것이다. 헬스장을 가지 않아도 좋다. 밥 먹고 잠이 온다면 잠깐 책을 덮고, 책상 옆에서 플랭크를 해보자. 잠도 깨고, 허리도 부드러워지고, 코어가 단단해진다. 집중력이 향상되는 건 물론이다. 오후 늦게 몸이 늘어지기 시작했다면 팔굽혀펴기 3개만 해보는 건 어떨까. 한 김에 좀 더 해도 좋고 의자에 앉아 다시 책을 펴기 전, 거북목에 좋은 운동까지 해보자.

수험생은 비교적 젊은 연령층인 만큼 고강도 운동을 추천한다. 스쿼트, 런지는 3대 운동으로 불릴 만큼 근력 강화에 탁월하다. 풋살, 농구 등 비교적 쉽고 부담 없는 팀 운동까지 병행한다면 삶의 활력을 찾을 수 있을 것이다.

공부 중	집에서
• 앉아서 척추 펴기 (108쪽) • 앉아서 하는 목 신전 운동 (121~122쪽)	• 플랭크 (100쪽) • 팔굽혀펴기 • 스쿼트(바벨 없이) (103쪽) • 런지 (104쪽) • 페트병을 이용한 거북목 교정 (120쪽) • 누워서 하는 목 근육 강화 운동 (126쪽) – 필요에 따라 세트 횟수로 강도 조절

: 장시간 운전자

우리나라 도로는 늘 막혀 있다. 그러니 막힌 도로에서 운전하는 것을 받아들이고 익숙해져야 한다. 갈 길은 멀고 시간은 없으니 운전하다 보면 목덜미가 당긴다. 운전하면서 좋은 자세를 유지하기란 불가능에 가깝다. 웅크린 자세로 목을 앞으로 빼고 정면을 계속 주시하니, 목과 허리, 척추에 좋을 리가 없다. 안전벨트 때문에 몸을 편하게 움직이기도 어렵다. 다리와 발도 상체보다 더 좁은 공간에 고정된 채로 있으니 발목과 무릎이 뻣뻣하게 굳는다. 직업상 오래 운전하는 사람 중에서 목, 허리, 무릎이 성한 사람이 없는 데는 다 이유가 있다.

장시간 운전할 일이 많은 사람의 고충은 장시간 좁은 공간에 안 좋은 자세로 갇혀 있다는 것이다. 잠깐 차를 세우고 몸을 풀고 싶지만 길은 언제나 막히고 시간에 쫓기기 때문에 마음의 여유가 없다. 그러다 보니 몸이 신호를 보내도 무시하게 되고 병을 키우는 경우가 많다. 그렇다고 운전 도중 딴짓을 하다가는 큰 사고로 이어질 수 있다. 꼼짝없이 운전에만 집중해야 한다.

맞춤 운동 처방 이럴 땐 이렇게

운전 중에 운동할 수도 없고 어쩌란 말인가? 맞다. 어쩔 수 없는 건 어쩔 수 없는 거다. 운전 중에는 운전에만 집중하는 것이 현명하다. 대신 차에 타기 전후 운동을 해보자. 운동은 시간을 억지로 내서 해야 하는 것이 아니다. 생활이 되어야 한다.

일단 운전 전후 준비운동과 스트레칭을 하는 것부터 해보자. 축구나 농구 시합 못지않게 운전을 위한 준비운동도 중요하다. 오랫동안 운전하는 일에 종사하면서도 건강을 유지하는 분들은 스트레칭에 쓰는 시간을 절대 아까워하지 않는다. 운동하지 않으면 건강한 삶을 살 수 없다는 것을 경험으로 알고 있기 때문이다.

차에 탑승하기 전에 목, 허리, 발목을 골고루 스트레칭하는 데 5분도 걸리지 않는다. 5분만 해도 땀이 난다. 꾸준히 하다 보면 운전 중 느끼는 뻐근함도 줄고 운전 후 통증도 가라앉는 것을 느낄 수 있을 것이다. 운전 뒤에도 꼭 스트레칭을 해주자. 주변에 보는 사람이 많다고? 달밤에 체조하냐고? 괜찮다. 전혀 모르는 누군가의 시선보다는 당신의 건강이 훨씬 더 중요하다. 차에서 내린 뒤 스트레칭을 해보면 운전이 얼마나 내 몸을 뻣뻣하게 만들었는지 느낄 수 있다.

아무리 바빠도 밥은 먹어야 하지 않겠는가? 음식이 나오길 기다리며 스마트폰 볼 시간에 의자에 앉아서 발목으로 자기 이름을 써보자. 피로가 쌓여 시큰한 발목이 부드러워지고 강해질 것이다. 관절염도 예방된다. 식당 주변 어딘가에서 까치발 들기를 하는 것도 추천한다.

귀가 직후는 최고 운동 기회다. 샤워 전 플랭크나 팔굽혀펴기를 해보자. 자세 교정과 근력 강화에 좋은 만능 운동이다. 훨씬 기분 좋게 샤워하고 쉴 수 있다. 자기 전에 운동하면 숙면에 방해된다고 누가 그랬던가? 운동하기 싫은 사람들의 핑계일 뿐이다. 자기 전에 마라톤 풀코스를 뛰

자는 게 아니니까. 잠자리에 누워서 거북목을 예방하는 운동을 해보자. 다음 날 담 걸리는 일 없이 상쾌한 아침을 맞이할 수 있다.

운전 전, 후	집에서
• 허리 펴주기 (105쪽) • 서서 하는 목 신전 운동 (123쪽) • 까치발 들기 (167쪽) • 아킬레스건 스트레칭 (168쪽) • 앉아서 발목으로 이름 쓰기 (169쪽)	• 페트병을 이용한 거북목 교정 (120쪽) • 누워서 하는 목 근육 강화 운동 (126쪽) • 플랭크 (100쪽) • 팔굽혀펴기

나가며

힘들고 하기 싫으니까 운동이다

나의 하루 일과는 아침 7시쯤 시작된다. 밤사이에 온 이메일을 확인하고 급한 건들은 바로 회신한다. 이후 각종 컨퍼런스 및 회의가 있다. 내 전공이 신경 영상의학이기 때문에 다양한 신경계 관련 CT와 MRI를 판독하고, 전공의와 전임의 교육, 연구 미팅 및 수업 준비 등으로 바쁘게 하루가 지나간다. 업무 중간 중간에 처리해야 하는 국내외 공동 연구자와의 이메일 커뮤니케이션 혹은 화상회의 및 학회 관련 업무 처리는 덤이다. 그나마 좀 여유 있을 때가 점심시간이다. 오후 일정도 비슷하게 흘러가다 보면 어느덧 6시가 되고, 온몸에 피로감이 몰려온다. 이때부터 2라운드를 준비해야 한다.

병원에서 진행하고 있는 임상 연구 논문들을 다시 확인해야 하고, 랩에서 학생들과 연구원들이 보내온 실험 자료를 검토해야 하며, 여러 해외 저널들의 논문들을 심사해서 심사평도 보내줘야 한다. 다시, 키보드와 마우스를 잡아야 하나? 갈등하다가 결국 테니스 코트로 향한다. 오늘 같이 운동할 수 있는 멤버들이 있나, 카톡을 확인하고 빠른 걸음으로 테니스 코트로 향한다. 1시간 남짓 그야말로 빡세게 운동하고, 샤워 후 사무실로 돌아온다. 정신이 맑아지고, 개운한 느낌이다. 적어도 2~3시간 업무에 집중할 수 있는 여력이 생긴 것 같다.

오늘의 업무가 정리될 때쯤 슬슬 몸에 신호가 온다. 오늘 테니스를 무리하게 쳤나? 아니면 컴퓨터를 너무 오래 사용했나? 요즘 나도 모르게 일할 때 자세가 좀 나빠지는 것 같은데 내일은 점심식사를 간단하게 해결하고, 헬스장에 가야겠다고 생각한다. 내 인생 목표 중 하나는 즐겁게, 건강하게, 다치지 않고 테니스를 오래 즐기는 것과 일하면서 번아웃(burn-out)되지 않는 것이다. 그러기 위해서는 내 몸을 잘 사용해야 하고, 마음도 잘 관리해야 한다.

헬스장에서 내가 하는 운동들은 정해져 있다. 테니스에 사용하는 관절들 허리, 어깨, 목, 무릎, 발목 등의 부분 운동과 러닝 혹은 자전거 타기 같은 유산소 운동이다. 유산소 운동을 하면 기분이 상쾌해지고, 웨이트 트레이닝을 하면 운동한 부위의 통증이나 뻐근함이 사라진다. 내 몸과 마음이 리셋되는 기분이다.

이제 내 삶에서 운동은 떼려야 뗄 수가 없다. 현재 나의 지인들은 나를 원래 운동을 잘하는 사람으로 안다. 사실 나는 어릴 때, 적어도 대학에 들어오기 전까지는 운동을 정말 못했다. 특별히 운동에 소질이 없었고, 잘하는 운동도 없었다. 그뿐만 아니라 체력도 좋지 않아 정말 힘들게 중·고등학교 학창 시절을 버텼다고 할 수 있다. 다만 체육시간에 그냥 친구들과 뛰어 노는 것이 재미있었을 뿐이고, 이거라도 해야 건강을 유지할 수 있지 않을까 하는 강박관념 같은 건 있었다. 한데 대학에 들어와서 우연히 테니스를 배우게 되었고, 테니스를 더 잘하고 싶어서 다양한 운동을 열심히 하게 되었다. 기초 체력을 기르기 위해 마라톤을 하고, 공을 더 힘껏 치기 위해 근력 운동을 병행했다. 그러면서 아주 천천히 운동을, 테니스를 잘하게 되었다.

운동을 잘 못했던 내가 운동을 늦게 배우면서, 개인적으로 운동을 통해서 배운 것들을 많은 사람과 공유하고 싶었다. 운동하면서 다치지 않기 위해 신경 쓰고, 근력 운동을 하고, 스트레칭을 하는 각 관절 부위들은 일반적으로 사람들이 통증을 느끼는 부위와 거의 같다. 의학적 측면에서 독자들의 이해를 돕기 위해 최대한 쉽게 설명하고자 했다. 그리고 최상의 컨디션을 유지할 수 있는 쉽고 간단한 운동법도 함께 소개했다.

우리 주위에 보면 각 주요 관절 부위에 통증이나 불편함을 느끼는 사람들이 정말 많은데, 병원에 가도 딱히 명확한 진단을 받지 못하는 경우가 많다. 특히 이 경우에 도움이 되는 운동법이다. 비교적 간단하고 시간도 많이 걸리지 않아 하루 10분만으로도 내 몸 상태를 예전으로 돌릴 수 있다.

나는 의사로서 운동이 우리 삶에 왜 필요한지 의학적 근거를 바탕으로 정리했다. 운동하면 건강해진다는 것은 어찌 보면 간단한 명제이지만, 이 명제를 뒷받침해주는 수많은 연구 결과가 있다.

건강에는 육체 건강, 정신 건강, 사회 건강이 모두 포함된다. 건강한 육체에 건강한 정신이 깃든다. 실제로 운동은 몸 건강뿐만 아니라 정신 건강에도 많은 도움이 된다. 우울증이나 불안장애 등 신경정신과적 문제뿐 아니라 치매 예방에도 효과적이라는 연구 결과가 많다. 게다가 운동은 건전하고 건강한 사회 활동에 중요한 매개체다. 저녁 술자리나 스마트폰 게임하는 시간의 절반만 투자해보시라. 최소한 지방간과 거북목을 예방할 수 있을 것이다.

이 책을 함께 쓴 서울대학교 체육교육과 김유겸 교수를 처음 만난 건 불과 몇 년 전이다. 물론 테니스 코트에서 처음 만났다. 나이가 같기도 하거니와 운동에 대한 견해도 비슷하다. 다만, 김유겸 교수는 원래 운동을 잘하는 사람이다. 작년에 같이 운동을 하다가 우연히 우리의 경험을 한번 책으로 써보자는 이야기를 했다. 난 의학적 관점에서 김유겸 교수는 체육학을 전공하는 관점에서 운동에 대한 접근을 같이해서, 좀 더 심도 있고 이해도 높은 내용을 담아보자는 것이었다.

사실 시중에 운동에 대한 책은 이미 많다. 하지만 의학 전문가와 체육 전문가가 함께 쓴 책은 우리가 처음이 아닐까 싶다. 목적은 아주 간단하다. 독자들에게 예전과 같은 몸을 만들기 위해 '운동을 해야 겠다'는 마음을 심어주는 것, '간단하지만 효과적인 운동'을 소개하는 것, 마지막으로 거기에서 '만족감과 즐거움'을 느끼는 것이다. 우리의 목적이 독자들에게 제대로 전달되었길 기대하며, 이 책을 마무리하고 싶다.

- 최승홍

감사의 글1

"정말 고맙습니다."

바로 지금 이 글을 읽고 계신 분들에게 깊은 감사의 말을 전한다. 지면을 시작하면서 건네는 감사의 말은 다른 누가 아닌 바로 독자분들에게 드리는 것이다. 무엇보다 이 책이 건강하고 상쾌한 몸을 만드는 데 조금이라도 보탬이 되었으면 좋겠다.

평소 아끼고 보살펴 주신 많은 분에게 감사한 마음을 전하려 보니 그 양이 너무 많아 어쩔 수 없이 이 책을 쓰는 데 도움을 주신 분들에게만 여기서 감사 인사를 전하고자 한다.

"옥아, 책 쓴다고, 운동하는 것도 반쯤 일이라고, 세상 바쁜 척, 힘든 척 다하는데 불평은커녕, 작가라고 건강·운동 전문가라고 자랑스러워하고 응원해줘서 고마워. 내가 하는 모든 일이 다 그렇지만, 이 책도 우리 옥이 없인 쓸 수 없었어. 사랑해."

"은서야, 드디어 우리 은서가 손꼽아 기다리던 아빠 책 나왔다! 아빠가 이 책 쓰는 동안 우리 은서는 책을 수십 권도 넘게 읽었는 데 아빠는 좀 오래 걸렸지? 그래도 우리 은서가 아빠 글을 재미나게 읽어주고, 열성 팬이 되어준 덕분에 힘내서 할 수 있었어. 코로나 때문에 은서와 함께 연구실로 출근하는 목요일이 아빠는 일주일 중 가장 행복해. 세상에 우리 은서처럼 예쁘고 똑똑하고 착한 딸은 없을 거야. 은서야 사랑한다."

"어머니, 아버지 건강한 몸과 생활습관을 물려주셔서 감사합니다. 이 책은 어머니 아버지께서 주신 건강 비결을 더 많은 사람에게 전하려는 노력입니다. 그리고 사랑하는 동생 현애야, 항상 오빠 말이라면 팥으로 메주를 쑨대도 믿고 오빠의 건강·운동 이론을 지지하고 홍보 대사가 되어줘서 고맙다. 우리 현규, 하준이도 운동으로 건강하게 키워보자."

"최의창 교수님, 항상 연구와 글쓰기 모범을 보여주시고, 부족한 제 글도 다 좋아하는 사람이 있게 마련이라며 용기를 북돋아 주셔서 감사드립니다. 이용호 교수님, 매일 다양한 주제의 논의와 토론으로 저에게 글쓰기 영감을 주시고 솔직한 속풀이 대화로 일상의 스트레스를 날려주시는 형님 덕분에 힘든 줄 모르고 학교 일도 하고 책도 썼습니다. 김도희 교수님, 제가 테니스 재미에 흠뻑 빠지게 된 것은 교수님께서 함께해주셨기 때문입니다. 건강 운동에 더욱 관심을 갖게 된 것도 그렇고요. 앞으로도 계속 지금처럼 좋은 운동파트너로 함께해주시길 부탁드립니다."

"남경, 지현, 지호, 건호야! 학교에서 내가 하는 모든 일을 도와주는 너희들에게 나는 고마운 마음뿐이야. 그런데 정작 내가 우리 제자들 감사를 받을 만한 일을 한 게 없는 것 같네. 서로 감사한 마음을 주고받을 수 있는 지도교수가 될 수 있도록 노력할게. 최소한 맛있는 거라도 자주 같이 먹으며 시간 보내고 싶구나."

"공저자 최승홍 교수님, 전문 의학 지식이 없는 저와 함께 책을 내고, 한 수 아래인 저와 복식 파트너로 테니스대회에 함께해주시고, 정말 세상에서 제일 바쁘신 거 다 아는데 운동 제안을 할 때마다 마다하지 않으시고 소중한 시간을 내주셔서 진심으로 감사드립니다. 교수님 덕분에 요즘 하는 일과 운동이 모두 잘 되고 즐겁습니다. 교수님 자주 하시는 말씀처럼 앞으로 적어도 20년은 함께하시죠. 운동도 연구도요."

\- 김유겸

감사의 글 2

내가 보통 하루 업무를 마치고 집에 들어가는 시간은 오후 10시쯤이다. 이 시간 즈음에 고등학교를 다니는 두 아이도 비슷하게 귀가한다. 이때 우리 집의 풍경은 다소 재미있는데, 내가 잠시 쉬기 위해 침대에 누우면, 내 아내도 따라 쉬겠다고 내 옆에 눕고, 다 큰 고등학생 아들, 딸도 그 사이를 비집고 들어와 같이 쉬겠다고 눕는다. 2인용 침대에 4명이 촘촘하게 누워 있는 모습은 다소 답답해 보이지만, 잠시 누워서 다들 하루 이야기를 짤막하게 나누곤 한다. 학교가 힘들다, 집안일이 많다…. 요즘 두 아이가 푹 빠져 있는 고양이 유튜브를 서로 보여주면서 "얘, 정말 귀엽지 않아? 우리도 한 마리 입양하자"라고 말하기도 한다. '아, 나 좀 내버려 뒀으면' 하는 생각이 잠시 들지만, 잠시나마 온 가족이 만나서 웃으며 대화하는 소소한 즐거움이 있다. '내가 건강해야 이 시간이 계속될 수 있겠구나' 하는 생각이 드는 순간이기도 하다.

몇 년 전 재밌게 본 드라마인 〈도깨비〉의 명대사가 기억에 남는다. "너와 함께한 시간 모두 눈부셨다. 날이 좋아서 날이 좋지 않아서 날이 적당해서 모든 날이 좋았다."

나와 함께 하는 가족들이 있어 나의 모든 시간이 눈부시고, 좋다. 내 가족들의 웃고 즐거워하는 모습을 계속 보고 싶고, 나와 함께하는 시간을 좋아하고 나를 항상 응원해주는 내 가족, 아내 세정, 아들 혁이, 딸 가연이에게 감사의 말을 전한다.

- 최승홍

참고문헌

- 김전, 통증의 신경생리, 〈J Korean Neurol Assoc〉, 2000; 18(1):5-9
- Walter L. Calmbach, Mark Hutchens, Evaluation of Patients Presenting with Knee Pain:Park I. History, Physical Examination, Radiographs, and Laboratory Tests, 〈American Family Physician〉, 2003 Sep 1; 68(5):907-912
- Walter L. Calmbach, Mark Hutchens, Evaluation of Patients Presenting with Knee Pain:Park II, 〈Differential Diagnosis〉, 2003 Sep 1; 68(5):917-922
- 김선오, 통증의 기전에 관한 연구, 〈BioWave〉, 2006; 8(3):1-6
- Douglas Ivins, Acute Ankle Sprain:An Update, 〈American Family Physician〉, 2006 Nov 15;74(10):1714-1720
- Nanette Mutrie, Anna M Campbell, Fiona Whyte, Alex McConnachie, Carol Emslie, Laura Lee, Nora Keamey, Andrew Walker, Diana Ritchie, Benefits of supervised group exercise programme for women being treated for early stage breast cancer:pragmatic randomized controlled trial, 〈BMJ〉, 2007; 334:517
- A Dietrich, W F McDanie, Endocannabinoids and exercise, 〈Br J Sports

Med〉, 2004; 38:536-541

- Siegfried Mense, Muscle Pain:Mechanisms and Clinical Significance, 〈Dtsch Arztebl Int〉, 2008 Mar; 105(12):214-219
- 정재중, 이호승, 거골의 골 연골 병변(Osteochondral lesion of the talus), 〈대한관절경학회지〉, 2009; 13(3):225-228
- Gerard A. Malanga, Eduardo J. Cruz Colon, Myofascial Low Back Pain:A Review, 〈Phys Med Rehabil Clin N Am〉, 2010 Nov; 21(4):711-724
- Neil P,Walsh, Michael Glesson, Roy J. Shephard, Maree Gleeson, Jeffrey A. Woods, Nicolette C. Bishop, Monika Fleshner, Charlotte Green, Bente K. Pedersen, Laurie Hoffman-Goetx, Connie J. Rogers, Hinnak Northoff, Asghar Abbasi, Perikle Simon, Position Statement Part One:Immune function and exercise, 〈EIR〉, 2011; 17:6-63
- Neil P,Walsh, Michael Glesson, david B. Pyne, David C. Nieman, Firdaus S. Dhabhar, Roy J. Shephard, Samuel J. Oliver, Sterphane Bermon, Alma Kajeniene, Position Statement Part two:Maintaining immune health, 〈EIR〉, 2011; 17:64-103
- Elinor Fondell, Ylava Trolle Lagerros, Carl Johan Sundberg, Mats Lekander, Olle Balter, Kenneth J. Rothman, Katarina Balter, Physical Activity, Stress, and Self-Reported Upper Respiratory Tract Infection, 〈Medicine & Science in Sports & Exercise〉, 2011 Feb 43(2):272-279
- Damian Goy, Christopher Bain, Gail Williams, Lyn March, Peter Brooks, Fiona Blyth, Anthony Woolf, Theo Vos, Rachelle Buchbinder, A Systematic Review of the Global Prevalence of Low Back Pain, 〈ARTHRITIS & RHEUMATISM〉 2012 Jun; 64(6):2028-2037
- Gerard A. Malalnga, Jiaxin Tran, Shriva S. Maharjan, Neck Pain:diagnosis And Management, 〈PPM〉, 2012 Oct; 12(9):

- 이민수, 최근 우울증의 현황 및 진단, 〈J.Kor.Soc.Health-syst.Pharm〉, 2013; 30(6):505-511
- Cooney GM, Dwan K, Greig CA, Lawlor DA, Rimer J, Waugh FR, McMurdo M, Mead Ge, Exercise for depression, 〈Cochrane Database of Systematic Reviews〉, 2013; 9:1-156
- Keewon Kim, Shi-Uk Lee, Diagnosis and management of muscle pain, 〈J Korean Med Assoc〉. 2013 Feb; 56(2): 120-126
- Margaret B Allison, Martin G Myers Jr, Connecting leptin signaling to biological function, 〈Journal of Endocrinlogy〉, 2014; 223(1):T25-T35(DOI: 10.1530/JOE-14-0404)
- Robert Stanton, Peter Reaburn, Exercise and the treatment of depression: A review of the exercise program variables, 〈Journal of Science and Medicine in Sport〉, 2014; 17:177-182 (DOI: http://dx.doi.org/10.1016/j.jsams.2013.03.010)
- Richard J. Simpson, Hawley Kunz, Nadia Agha, Rachel Graff, Exercise and the Regulation of Immune Functions, 〈Progress in Molecular Biology and Translational Science〉, 2015 Aug; 135:335-380
- Ian Wedmore, Scott Young, Jill Franklin, Emergency Department Evaluation and Management of Foot and Ankle Pain, 〈Emerg Med Clin N Am〉, 2015; 33:363-396
- Seyed Hojjat Zamani Sani, Zahra Fathirezaie, Serge Brand, Uwe Puhse, Edith Holsboer-Trachsler, Markus Gerber, Siavash Talepasand, Physical activity and self-esteem:testing direct and indirect relationships associated with psychological and physical mechanisms, 〈Neuropsychiatric Disease and Treatment〉, 2016; 12:2617-2625
- Neil P walsh, Samuel J Oliver, Exercise, immune function and respiratory

infection:An update on the influence of training and environmental stress, ⟨Immunology and Cell Biology⟩, 2016; 94:132-139

- Swathi Gujral, Howard Aizenstein, Charles F. Reynolds III, Meryl A. Butters, Kirk I. Erickson, Exercise effects on depression:Possible neural mechanisms, ⟨General Hospital Psychiatry⟩, 2017; 49:2-10
- Anne E. Den Heijer, Yvonne Groen, Lara Tucha, Anselm B. M., Fuermaier, Janneke Koerts, Klaus W. Lange, Johannes Thome, Oliver Tucha, Sweat it out? The effects of physical exercise on cognition and behavior in children and adults with ADHD:a systematic literature review, ⟨J Neural Transm⟩, 2017; 124(1): S3-S26
- 서상교, 초기 발목관절염의 진단과 치료, ⟨J Korean Foot Ankle Soc⟩, 2017; 21(4):117-121
- Steven P Cohen, W Michael Hooten, Advances in the diagnosis and management of neck pain, ⟨BMJ⟩, 2017; 358:1-19
- TiinaSaanijoki,LauriTuominen, JetroJTuulari, LauriNummenmaa, EveliinaArponen, KariKalliokoskiandJussiHirvonen, Opioid Release after High-Intensity Interval Training in Healthy Human Subjects, ⟨Neuropsychophamacology⟩, 2018; 43:246-254
- Maria Grazia Benedetti, Giulia Furlini, Alessandro Zati, Giulia Letizia Mauro, The Effectiveness of Physical Exercise on Bone Density in Osteoporotic Patients, ⟨BioMed Research International⟩, 2018 Dec 23, 2018:1-10
- Sammi R Chekoud, Raliza Gueorguieva, Amanda B Zheutlin, Martin Paulus, Harlan M Krumholz, John H Krystal, Adam M Chekoud, Association between physical exercise and mental health in 12 million individuals in the USA between 2011 and 2015:a cross-sectional study, ⟨Lancet Psychiatry⟩, 2018; 5:739-746

- Olivier T Lam, David M. Strenger, Matthew Chan-Fee, Paul Thuong Pham, Richard A. Preuss, Shawn M. Robbins, Effectiveness of the McKenzie Method of Mechanical Diagnosis and Therapy for Treating Low Back Pain:Literature Review With Meta-analysis, 〈Journal of Orthopaedic & Sports physical therapy〉, 2018 Jun; 48(6):476-490
- Arsalan Ghorbanpour, Mahmoud Reza Azghani, Mohammad Taghipour, Zahra Salahzadeh, Fariba Ghaderi, Ali E Oskouel, Effects of McGill stabilization exercises and conventional physiotherapy on pain, functional disability and active back range of motion in patients with chronic non-specific low back pain, 〈J.Phys. Ther. Sci〉, 2018; 30:481-485
- RafaelHeiss, ChristophLutter, JürgenFreiwald,MatthiasW.Hoppe, CasperGrim, KlausPoettgen, RaimundForst, WilhelmBloch, MoritzHüttel, ThiloHotfiel, Advances in Delayed-Onset Muscle Soreness(DOMS) - Part II:Treatment and Prevention, 〈Sportverl Sportschad〉, 2019; 33:21-29
- William H. Frishman, Ten Secrets to a Long Life, 〈The AMERICAN JOURNAL of MEDICINE〉, 2019 May;132(5):564-566
- Elizabeth Anderson, J. Larry Durstine, Physical activity, exercise, and chronic diseases:A brief review, 〈Sports Medicine and Health Science〉, 2019; 1:3-10
- Andra Z.LaCrois, John Bellettiere, Eileen Rillamas-Sun, Chongzhi Di, Kelly R.Evenson, cora E.Lewis, David M.Buchner, Marcia L.Stefanick, I-Min Lee, Dori E.Rosenberg, Michael J.LaMonte, Association of Light Physical Activity Measured by Accelerometry and Incidence of Coronary Heart Disease and Cardiovascular Disease in Older Women, 〈JAMA Network Open〉, 2019;2(3):e190419(DOI: 10.1001/jamanetworkopen.2019.04.19)
- Jesus Lopez-Torres Hidalgo, The DER-EXERCISE Group, Effectiveness

of physical exercise in the treatment of depression in older adults as an alternative to antidepressant drugs in primary care, 〈BMC Psychiatry〉, 2019; 19:21

- Ivan Urits, Aaron Burshtein, Medha Sharma, Lauren Testa, Peter A.Gold, Vwaire Orhurhu, Omar Viswanath, Mark R.Jones, Moises A.Sidransky, Boris Spektor, Alan D.Kaye, Low Back Pain, a Comprehensive Revies:Pathophysiology, Diagnosis, and Treatment, 〈Current Pain and Headache Reports〉, 2019; 23:1-10
- Junhao Huang, Yuqing Zheng, Dongdong Gao, Min Hu, Tifei Yuan, Effects of Exercise on Depression, Anxiety, Cognitive Control, Craving, Physical Fitness and Quality of Life in Methamphetamin-Dependent Patients, 〈Frontiers in Psychiatry〉, 2020 Jan; 10:999
- 남언정, 만성 통증을 호소하는 환자의 치료와 접근방법, 〈대한내과학회지〉, 2007; 73(2) 794-805
- Paul Ingraham, Post-Exercise, Delayed-Onset Muscle Soreness, Painscience, https://www.painscience.com/articles/delayed-onset-muscle-soreness.php
- Runner's high:Is it really all endorphins?, GU Energy Labs, guenergy, http://guenergy.com/blogs/nutrition-lab/runner-s-high-is-it-really-all-endorphins
- Pam Moore, Why Altra Signing Two Pregnant Runners Is a Big Deal, Outside, https://www.outsideonline.com/2409180/altra-pregnant-runners-alysia-montano-tina-muir
- 지연성 근통증, Wikipedia web, https://ko.wikipedia.org/wiki/지연성_근통증
- 5 of the best exercises you can ever do, Harvard Health Publishing, https://www.health.harvard.edu/staying-healthy/5-of-the-best-exercises-you-

can-ever-do

- Alice G. Walton, 6 Science-Backed Ways Exercise Benefits The body And Brain, Forbes, https://www.forbes.com/sites/alicegwalton/2017/05/23/6-ways-exercise-benefits-the-body-and-brain/#2a1930292503
- 7 Simple exercises to raise your self-esteem, Live Your True Story, https://www.liveyourtruestory.com/7-simple-exercises-to-raise-your-self-esteem-confidence
- 이민아, 20, 30 직장인 '러닝 크루' 열풍 함께 뛴다, 단 내가 원할 때만… 달리기 모임의 진화, 〈이코노미조선〉, http://economychosun.com/client/news/view.php?boardName=C03&t_num=13607607
- Benefits of exervise, NHS, https://www.nhs.uk/live-well/exercise/exercise-health-benefits/
- Sophia Breene, 13 Unespected Benefits of Exercise, GREATIST, https://greatist.com/fitness/13-awesome-mental-health-benefits-exercise#5
- Michelle Crouch, To Live Longer, Exercise Daily, AARP, https://www.aarp.org/health/healthy-living/info-2019/exercise-longevity-wellness-benefits.html
- Mayo Clinic Staff, Exercise:7 benefits of regular physical activity, MAYO CLINIC, https://www.mayoclinic.org/healthy-lifestyle/fitness/in-depth/exercise/art-20048389
- Kristen Stewart, 10 Amazing Benefits of Exercise, EVERYDAY HEALTH, https://www.everydayhealth.com/fitness-pictures/amazing-benefits-of-exercise.aspx
- Kris Gunnars, Leptin and Leptin Resistance:Everything You Need to Know, Healthline, https://www.healthline.com/nutrition/leptin-101#leptin
- Physical Activity and Cancer, NATIONAL CANCER INSTITUTE, https://

www.cancer.gov/about-cancer/causes-prevention/risk/obesity/physical-activity-fact-sheet

- The Mental Health Benefits of Exercise, HelfGuide, https://www.helpguide.org/articles/healthy-living/the-mental-health-benefits-of-exercise.html
- The secret to better health – exercise, Harvard Health Publishing, https://www.health.harvard.edu/healthbeat/the-secret-to-better-health-exercise
- The Top 10 Benefits of Regular Exercise, Healthline
- 시발라, Namuwiki, https://namu.wiki/w/시빌라
- 쿠마에무녀, Wikimedia commons, https://commons.wikimedia.org/wiki/Category:Sibyl_of_Cumae?uselang=ko
- Matt Schneiderman, Debbie Phelps, Everyday Health, https://www.everydayhealth.com/adhd/living-with/debbie-phelps
- Elizabeth Michaelson Monaghan, Exercise for Optimal Mental Health:Here's Why Moving Can Be as Effective as Drugs, PSYCOM, https://www.psycom.net/exercise-benefits-mental-health
- Smitha Bhandari, Adult ADHD and Exercise, Web Md, https://www.webmd.com/add-adhd/adult-adhd-and-exercise#1
- How to look after youre mental health using exercise, Mental Health Foundation, https://www.mentalhealth.org.uk/publications/how-to-using-exercise
- Sarah Gingell, How Your Mental Health Reaps the Benefits of Exercise, Mental Health Foundation , https://www.psychologytoday.com/intl/blog/what-works-and-why/201803/how-your-mental-health-reaps-the-benefits-exercise

- 마이클 펠프스, Wikipedia, https://ko.wikipedia.org/wiki/ 마이클_펠프스,
- 박태환, Wikipedia, https://ko.wikipedia.org/wiki/ 박태환
- 우울증, 서울아산병원, http://m.amc.seoul.kr/asan/mobile/healthinfo/disease/diseaseDetail.do?contentId=31581&diseaseKindId=C000006
- Stephen Brian Sulkes, 주의력 결핍/과잉행동 장애(ADHD), MSD 매뉴얼 일반인용, https://www.msdmanuals.com/ko/%ED%99%88/%EC%95%84%EB%8F%99%EC%9D%98-%EA%B1%B4%EA%B0%95-%EB%AC%B8%EC%A0%9C/%ED%95%99%EC%8A%B5%EA%B3%BC-%EB%B0%9C%EB%8B%AC-%EC%9E%A5%EC%95%A0/%EC%A3%BC%EC%9D%98%EB%A0%A5-%EA%B2%B0%ED%95%8D-%EA%B3%BC%EC%9E%89%ED%96%89%EB%8F%99-%EC%9E%A5%EC%95%A0-adhd
- 서한기, 국내 메르스 사태 일지, 〈연합뉴스〉, https://www.yna.co.kr/view/AKR20180908044400017
- 인플루엔자 범유행, Wikipedia, https://ko.wikipedia.org/wiki/2009 년_인플루엔자_범유행
- 대한감염학회, 〈대한감염학회 백서 메르스 연대기〉, 2017
- 면역계, Wikipedia, https://ko.wikipedia.org/wiki/면역계
- 중증급성호흡기증후군, Wikipedia, https://ko.wikipedia.org/wiki/중증급성호흡기증후군
- 코로나바이러스감염증-19 유행, Wikipedia, https://ko.wikipedia.org/wiki/ 코로나바이러스감염증-19_유행
- Tuhina Neogi, Joint Pain Epidemiology, IASP Fact sheet No.11
- Mayo Clinic Staff, Achilles tendinitis, MAYO CLINIC, https://www.mayoclinic.org/diseases-conditions/achilles-tendinitis/symptoms-causes/syc-20369020

- Natalie Phillips, Niesha Davis, What to Know About Ankle Pain, Healthline web, https://www.healthline.com/health/ankle-pain
- Janelle Martel, What You Should Know About Low Back Pain, Healthline web. https://www.healthline.com/health/low-back-pain-acute
- Zacharia Isaac, Katherine L Dec, Patient education:Neck pain(Beyond the Basics). UpToDate, https://www.uptodate.com/contents/neck-pain-beyond-the-basics
- Plantar fasciitis, MAYO CLINIC, https://www.mayoclinic.org/diseases-conditions/plantar-fasciitis/symptoms-causes/syc-20354846
- 거북목 증후군, 서울아산병원, http://m.amc.seoul.kr/asan/mobile/healthinfo/disease/diseaseDetail.do?contentId=31866&diseaseKindId=C000004
- 무릎관절염, 대한정형외과학회, https://www.koa.or.kr/info/index_10_1.php
- 무릎 외측 측부 인대 파열 치료 및 수술, 한양대학교병원, https://seoul.hyumc.com/seoul/healthInfo/reference.do?action=view&bbsId=healthLib&nttSeq=10720
- 반월상 연골 파열, 대한정형외과학회, https://www.koa.or.kr/info/index_8_2.php
- 요통, 대한정형외과학회, https://www.koa.or.kr/info/index_4_1.php
- 전방 십자 인대 손상, 대한정형외과학회, https://www.koa.or.kr/info/index_9_4.php
- 족관절 염좌, 대한정형외과학회, https://www.koa.or.kr/info/index_6_3.php
- 우정헌, 허벅지 근육이 무릎 관절 지킨다, 〈사이언스타임즈〉, https://www.sciencetimes.co.kr/?news=%ED%97%88%EB%B2%85%EC%A7%80-%EA%B7%BC%EC%9C%A1%EC%9D%B4-%EB%AC%B4%EB%A6%8E-%EA%B4%80%EC%A0%88-%EC%A7%80%ED%82%A8%EB%8B%A4

"당신의 몸은 나이가 들어서 예전 같지 않은 것이 아니다.
지금 무엇을 하나에 따라 컨디션은 당장 내일부터 달라질 수 있다!"

서울대 체대, 의대 교수가 말하는 최강의 컨디션 회복법

내 몸이 예전 같지 않을 때 읽는 책

초판 1쇄 발행 2020년 8월 19일 **초판 3쇄 발행** 2020년 9월 15일

지은이 김유겸 · 최승홍
펴낸이 연준혁

편집 2본부 본부장 유민우
편집 2부서 부서장 류혜정
편집 임경은
본문 일러스트 신현철
디자인 김태수

펴낸곳 ㈜위즈덤하우스 **출판등록** 2000년 5월 23일 제13-1071호
주소 경기도 고양시 일산동구 정발산로 43-20 센트럴프라자 6층
전화 031)936-4000 **팩스** 031)903-3893 **홈페이지** www.wisdomhouse.co.kr

ISBN 979-11-90908-69-6 03510

이 도서의 국립중앙도서관 출판예정도서목록(CIP)은 서지정보유통지원시스템 홈페이지(http://seoji.nl.go.kr)와 국가자료종합목록시스템(http://www.nl.go.kr/kolisnet)에서 이용하실 수 있습니다. (CIP제어번호: CIP2020032159)